탈출! 유해 식품
아이의 두뇌를 깨우는 식생활 습관

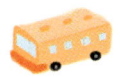

탈출! 유해 식품
아이의 두뇌를 깨우는 식생활 습관

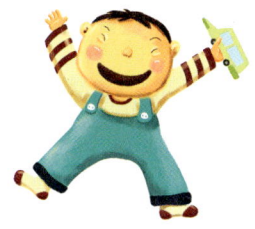

아카데미북

감수의 글

　이 책은 기본적으로 음식에 대한 잘못된 상식을 바로잡아 주고, 아이의 집중력과 기억력을 향상시키는 데 도움이 되는 영양과 식사에 대해 다루고 있다.
　사실 우리는 매일 여러 종류의 음식을 섭취하면서도, 이 음식이 과연 안전하고, 본인에게 맞는지에 대해서는 너무 무관심한 것이 사실이다. 어른은 그렇다 치더라도 몸과 마음이 한창 자라고 있는 우리 아이들에게는 음식의 안전성과 적정성이 더욱 중요한데도 말이다.
　지금 우리는 주변에 먹을 것이 넘쳐나는 시대에 살고 있다. 먹을 것이 너무 많아 비만과 각종 생활습관병을 걱정해야 할 정도이다. 굳이 대형 할인점이 아니라 동네 슈퍼마켓에만 가도 헤아리기조차 힘들 정도로 많은 가공 식품과 패스트푸드가 진열되어 있고, 안전성이 확립되지 못한 농수산물이 널려 있는 실정이다.
　물론 유해 물질(보존료, 방부제, 착색제, 산화 방지제, 인공 감미료, 향료, 농약 성분, 유해 중금속 등)이 허용 기준치를 초과하지 않아 괜찮다고 생각할 수도 있겠지만 실상은 그렇지 못하다. 기준치를 초과하지 않았는지도 명확하지 않을 뿐더러 설령 기준치를 초과하지 않았더라

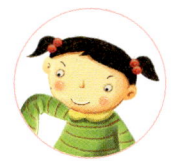

도 우리 몸에 서서히 축적될 수 있기 때문이다.

 이런 혼란의 시대에 살고 있는 우리에게 이 책은 유익한 정보를 제공해 주고 있다. 우리 몸에서 유해 물질을 줄이는 방법과 적절한 식단 등 우리가 궁금해하는 것들에 명쾌한 답을 제시해 준다. 물론 올바른 음식 섭취만으로 몸과 마음의 문제가 전부 해결되는 것은 아니다. 하지만 올바른 음식 섭취가 여러 문제를 해결하는 데 기본이 된다는 것은 확실하다.

 최근 들어 우리나라 어린 아이들에게 늘고 있는 ADHD(주의력 결핍-과잉 행동 장애)의 경우에도 일부 유해 물질이 원인의 하나라는 연구 결과가 있고, 다른 여러 질환 역시 유해 물질이 원인이 될 수 있다는 연구들이 발표되고 있다. 물론 이런 질환들을 음식만으로 고칠 수는 없을 것이다. 그렇지만 전문적인 치료와 병행하여 식생활을 개선하면 분명 도움이 될 수 있다는 것이다.

 몸이 아픈 뒤에야 병을 고치려고 하기보다는 문제가 생기기 전에 미리 건강을 챙기는 것이 더 현명하다는 것을 우리 부모들은 잘 알고 있을 것이다.

　더 늦기 전에 우리의 먹거리에 대해 생각해 보고, 나와 우리 가족의 건강을 위해 이 책을 통해 얻은 정보를 바탕으로 올바른 지식을 갖고 식사를 준비하는 것은 어떨까 한다. 나아가 식생활 개선을 통해 부모들이 가장 관심 있어 하는 집중력이나 기억력까지 올릴 수 있다면 금상첨화가 될 것이다.

　소아정신과 의사라는 직업상 많은 부모님들을 만나게 된다. 그중 많은 분들이 궁금해하시는 것 가운데 하나가 바로 올바른 식생활에 관한 것인데, 그동안 딱히 권할 만한 책이 많지 않아 늘 곤란했었다. 이 책이 그런 부모님들께 큰 선물이 될 수 있을 것이라 생각한다.

소아정신과전문의　전 창 무

차례

감수의 글 · 4

제1장 아이의 능력 향상을 방해하는 요소들
탈출! 유해 식품 아이의 두뇌를 깨우는 식생활 습관

뇌 기능을 떨어뜨리는 유해 금속 · 14
   차분하지 못한 아이, 원인은 유해 금속 · · · · · · · · · · · · · · · · 14
   뇌의 기억력 코드를 방해하는 유해 금속 · · · · · · · · · · · · · · · 16
   ADHD의 증상 · 18
   일상 속에 숨어 있는 유해 금속의 공포 · · · · · · · · · · · · · · · · 19
   유해 금속의 위험에서 벗어날 수 있는 방법 · · · · · · · · · · · · · 35
   유해 금속의 발견은 손발톱 검사로 · · · · · · · · · · · · · · · · · · 36
   효과적인 영양제 활용법 · 38
   유해 금속의 배설에 효과적인 영양소와 식품 · · · · · · · · · · · · 39

집중력 저하의 근본 원인 · 42
   장의 바리케이트 파괴가 집중력을 떨어트린다 · · · · · · · · · · · 42
   위산을 보충하는 방법 · 46
   증가하는 아토피성 피부염의 원인도 LGS · · · · · · · · · · · · · · 47

꾸준히 증가하는 아토피성 피부염 · · · · · · · · · · · · · · · · · · · 50
소아 비만의 근본 원인은 뇌 알레르기 · · · · · · · · · · · · · · 51
어린이 탈모의 90%는 영양 흡수 장애가 원인 · · · · · · · · · 52
위장을 튼튼하게 하여 영양 흡수 장애를 막는 7가지 방법 · · · · 54

영양소의 잘못된 조합이 문제 · 63
무분별한 탄수화물의 섭취는 효과가 없다 · · · · · · · · · · · · 63
운동하기 3시간 전에 에너지를 보충하면 파워 업 · · · · · · · 65
주요 식품의 GI 수치 · 66
구연산이 풍부한 식품이 피로를 풀어 준다 · · · · · · · · · · · 68
지구력을 높이는 방법 · 69
순발력을 높이는 방법 · 70
집중력을 높이는 방법 · 71

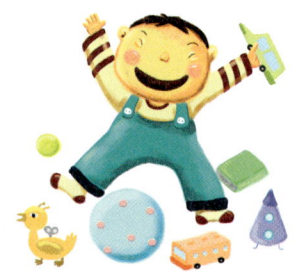

제2장 기억력과 집중력을 향상시키는 방법

탈출! 유해 식품 아이의 두뇌를 깨우는 식생활 습관

아이를 해치는 잘못된 건강 상식 · · · · · · · · · · · · · · · · · · · 74
 ① 머리가 좋아지게 하는 DHA를 섭취하기 위해서는 생선을 많이 먹어야 한다
  ⇨ No · 76
 ② 뼈와 이를 만드는 칼슘을 보충하는 데는 우유가 가장 좋다 ⇨ No · · · · 77
 ③ 작은 생선을 섭취하고 있으므로 칼슘 보충은 충분하다 ⇨ No · · · · · · 81
  주요 식품의 칼슘 흡수율 · 82
 ④ 당질은 살이 찌므로 가능하면 섭취하지 않는다 ⇨ No · · · · · · · · · 83
 ⑤ 성장기에 있는 아이에게는 고기를 충분히 먹인다 ⇨ No · · · · · · · · 84
 ⑥ 현미는 딱딱해서 소화가 잘 안 되므로 아이에게는 적당하지 않다 ⇨ No 86
 ⑦ 위장이 파괴되지 않도록 하기 위해 부드러운 음식을 먹는다 ⇨ No · · 88
 ⑧ 피로를 풀기 위해서는 항상 단 과자를 준다 ⇨ No · · · · · · · · · · · 90
 ⑨ 졸음을 쫓고 머리를 맑게 하기 위해 커피를 마신다 ⇨ No · · · · · · · 92
  식품별 카페인 함량 · 93
 ⑩ 밤에 늦게 자므로 아침 식사보다는 수면이 중요하다 ⇨ No · · · · · · 94

건강한 아이를 위한 영양소의 모든 것 · · · · · · · · · · · · · · · · 96
 당질(탄수화물)의 모든 것 · 96
 아미노산의 모든 것 · 101
 지방산의 모든 것 · 107
 비타민의 모든 것 · 112
 콜린의 모든 것 · 118
 식물섬유의 모든 것 · 119
  식물섬유가 풍부한 식품 · 120
 미네랄의 모든 것 · 122
  서로 상승 작용을 하는 미네랄 · · · · · · · · · · · · · · · · · 124

제3장 올바른 음식 재료 선택과 조리법

탈출! 유해 식품 아이의 두뇌를 깨우는 식생활 습관

아이의 건강을 해치는 잘못된 음식 상식 · · · · · · · · · · · · · · · 128
  ① 지금은 계절을 불문하고 무엇이든 구입할 수 있기 때문에 제철 식품에 크게
    구애받지 않는다 ⇨ No · 130
  ② 채소 생산지나 재배법에 크게 신경 쓰지 않는다 ⇨ No · · · · · · · · 132
  ③ 생선이나 육류의 생산지, 양식어 확인에 무관심하다 ⇨ NO · · · · · · 134
  ④ 편리하므로 잘라 놓거나 씻어 놓은 채소를 산다 ⇨ No · · · · · · · · 137
  ⑤ 흰쌀, 흰빵, 흰설탕, 정백 소맥분을 먹고 있다 ⇨ No · · · · · · · · · 138
  ⑥ 슈퍼에서 판매하는 달걀을 의심 없이 구입하는 편이다 ⇨ No · · · · · 140
  ⑦ 식물성 기름인 마가린은 건강에 좋다 ⇨ No · · · · · · · · · · · · 142
  ⑧ 무착색 식품은 안전하다는 생각에 자주 구매한다 ⇨ No · · · · · · · 143
    안심할 수 없는 무착색 · 무색소 식품 · · · · · · · · · · · · · · · · 144
  ⑨ 기름은 다 똑같다고 생각한다 ⇨ No · · · · · · · · · · · · · · · 145
  ⑩ 편리하고 보존 가능한 냉동 식품을 자주 구입한다 ⇨ No · · · · · · · 147
  ⑪ 가공 식품의 첨가물을 하나하나 확인하지 않는다 ⇨ No · · · · · · · 148
  ⑫ 아이가 좋아하는 햄버거나 프라이드 치킨을 자주 사준다 ⇨ No · · · · 150
  ⑬ 다시 국물을 만들 때는 항상 감미료나 조미료를 사용한다 ⇨ No · · · · 151
  ⑭ 요리하기에 편해서 참치 캔을 자주 이용한다 ⇨ No · · · · · · · · · 155
  ⑮ 시간 절약을 위해 전자레인지를 자주 이용한다 ⇨ No · · · · · · · · 156
    전자파가 방출되는 휴대 전화는 위험 · · · · · · · · · · · · · · · · 158

건강한 아이를 만드는 식단과 조리법 · · · · · · · · · · · · · · · · 159
  기억력과 집중력을 높이는 조리법 · · · · · · · · · · · · · · · · · 159
  피로하고 스태미나가 부족할 때 · · · · · · · · · · · · · · · · · · 161
  피로와 스트레스가 쌓였을 때 · · · · · · · · · · · · · · · · · · · 162
  우유와 유제품을 섭취하지 않고 칼슘을 보충하는 요령 · · · · · · · · 163

육류를 과잉 섭취하지 않는 요령 · · · · · · · · · · · · · · · 165
　　기름진 요리를 좋아하는 아이를 위한 조리법 · · · · · · · · · · 166
　　채소를 싫어하는 아이를 위한 조리법 · · · · · · · · · · · · · 167
　　비타민을 더욱 효과적으로 섭취하는 요령 · · · · · · · · · · · 168
　　효과적인 채소 보관법 · · · · · · · · · · · · · · · · · · · 170
　　미네랄을 더욱 효과적으로 섭취하는 요령 · · · · · · · · · · · 172

시험에 효과적인 식품과 조리법 · · · · · · · · · · · · · · · · · 175
　　두뇌 활성화와 운동 능력 향상에 효과적인 아보카도 · · · · · · · 175
　　당질 대사를 돕고 두뇌 활동을 높여주는 마늘 · · · · · · · · · 177
　　스트레스를 풀어 주는 비타민 C가 풍부한 브로콜리 · · · · · · · 179
　　기억력과 학습력을 높여 주는 글루타민산이 풍부한 콩 · · · · · · 181
　　뇌를 활성화하여 머리를 좋게 해 주는 참깨 · · · · · · · · · · 183
　　감기 예방에 효과적인 5가지 성분 · · · · · · · · · · · · · · 185

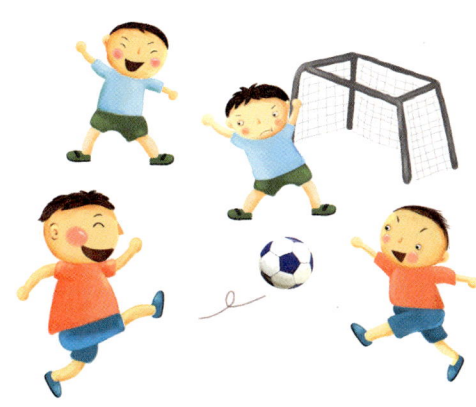

제4장 기억력과 집중력을 높여 주는 레시피

탈출! 유해 식품 아이의 두뇌를 깨우는 식생활 습관

내 몸의 에너지, 밥 · 190
부드러운 두뇌 활력소, 수프 · 192
입맛을 돋우는 주된 반찬 · 194
집중력을 향상시키는 야식(밤참) · · · · · · · · · · · · · · · · · 198
두뇌에 활력을 주는 깔끔한 맛, 주스 & 드링크 · · · · · · · · · 200

후기 · 202

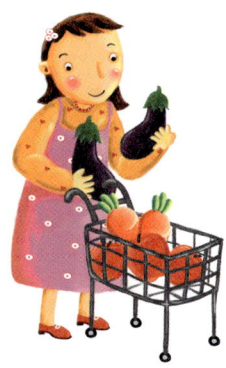

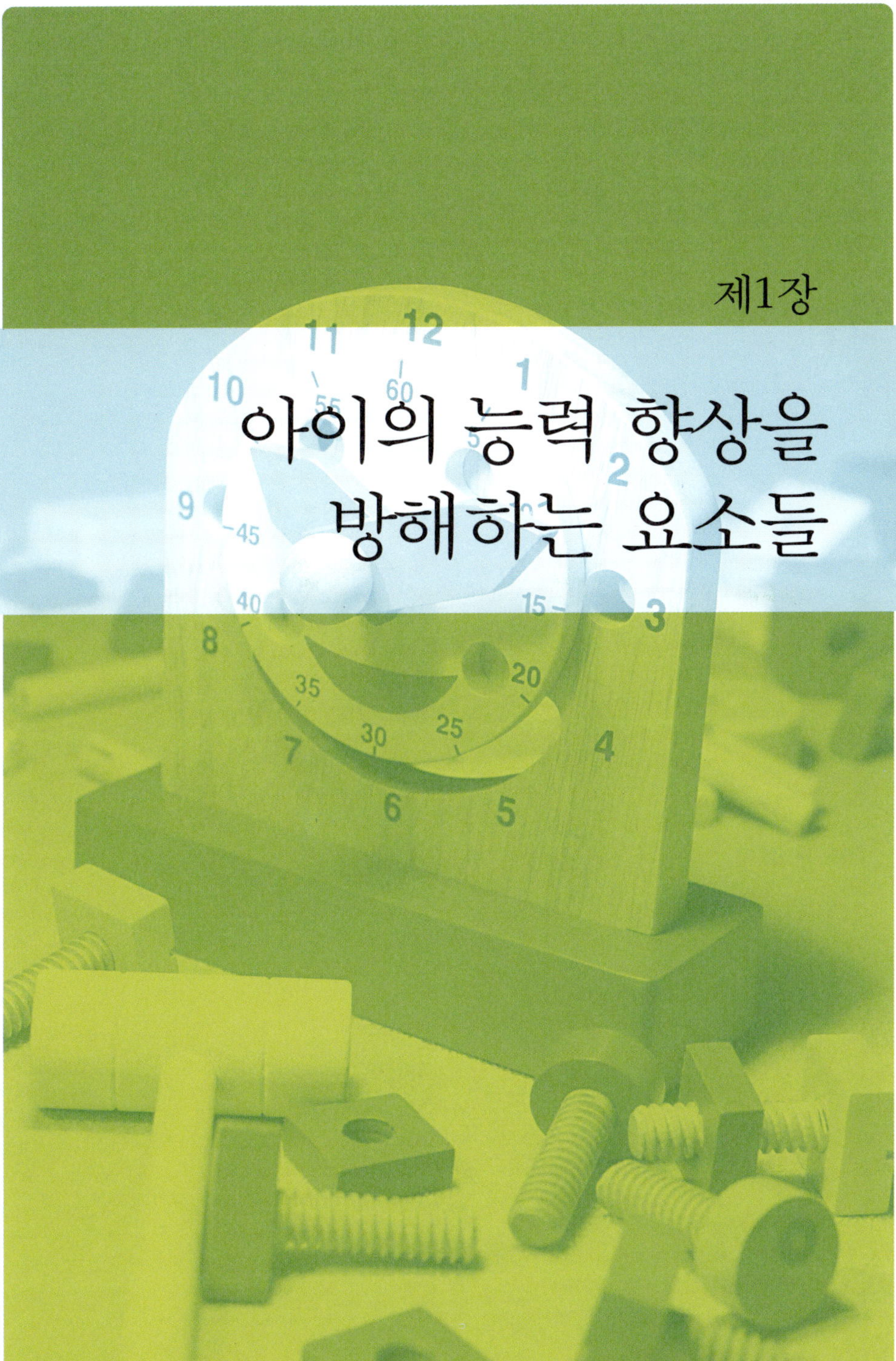

제1장

아이의 능력 향상을
방해하는 요소들

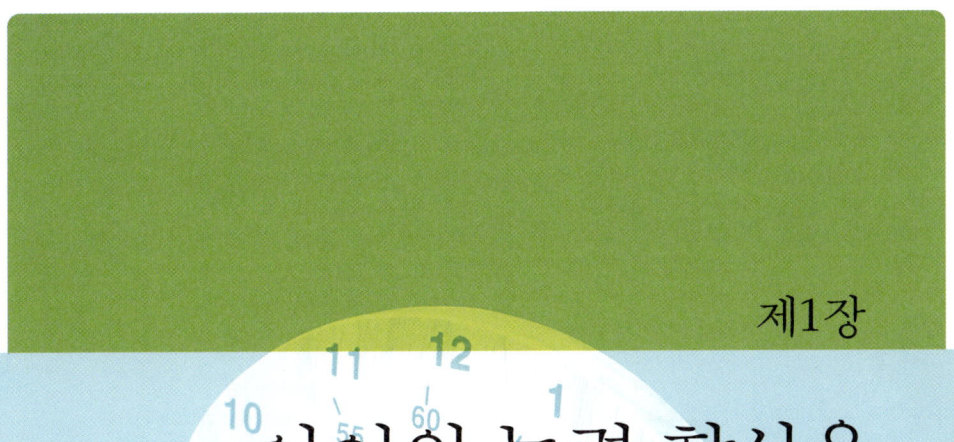

| 아이의 능력 향상을 방해하는 요소들 |

뇌 기능을 떨어뜨리는 유해 금속

차분하지 못한 아이, 원인은 유해 금속

 불안정하고, 끊임없이 음식을 먹어대고, 쉽게 지치고, 항상 맥이 빠져 있는 듯하고, 맡은 일을 제대로 해내지 못하며, 사람들의 말에 집중하지 않고, 물건을 자주 잃어버리고, 늘 산만하고 부산하며, 다른 아이를 괴롭히거나 괴롭힘을 당하고, 결과적으로 학습 능력이 떨어지는 아이.

 이런 아이들이 부쩍 늘고 있다. 얼마 전까지만 해도 이런 아이들에 대해서는 타고난 성격이므로 어쩔 수 없다거나 부모가 잘못 가르쳐서라는, 가정 환경과 교육 탓으로 돌려 그다지 심각하게 생각하지 않았다. 부모 역시 아무리 주의를 주고 타일러도 고쳐지지 않는 아이를 보며 자신의 잘못된 교육 방식을 반성하거나 따끔하게 꾸짖거나 힐책하는 정도에 그쳤다.

하지만 이 모든 증상이 ADHD(주의력 결핍·과잉 행동 장애)라는 일종의 의학적 질환이라는 사실이 밝혀졌다.

ADHD는 미국에서만 20명당 1명 꼴로 잠재되어 있을 정도로 흔한 질환으로, 지금도 그 수가 급격하게 늘어나고 있다. 심할 경우 주의력과 집중력이 떨어지고 행동이 지나치게 부산하여 학교 생활이나 공부 등 일상 생활이 불가능해질 수도 있다. 주로 초등학교 저학년에서 많이 나타나는데, 여자 아이에 비해 남자 아이에게서 3~4배 정도 많이 발생하는 것이 특징이다. 다행히 학년이 올라가면서 차츰 나아지며, 성인까지 이어질 확률은 20% 정도이다.

하지만 증상이 나타나는 짧은 기간 동안 학교와 학업에 대한 관심이 떨어지고 친구들과 사귈 기회가 줄어들며 자신감이 결여되는 등 아이의 정신 건강과 미래에 좋지 않은 영향을 끼친다는 것이 가장 큰 문제이다.

그러므로 유치원이나 보육 시설 선생님께 돌보기가 어렵다는 말을 들은 경험이 있거나, 내 아이가 유난히 부산스럽고 집중력이 떨어진다는 생각이 든다면 전문가의 진찰이나 상담을 받아 보는 것이 좋다. 증상이 심해질 경우 우울증이나 불안증 같은 정신 질환으로 이어질 수도 있으므로 부모의 지속적인 관심과 사전 예방이 무엇보다 중요하다.

그렇다면 ADHD의 원인은 무엇일까? 유전적 또는 뇌의 생화학적 이상과 함께 그 원인의 하나로 인식되기 시작한 것이 바로 '유해 금속의 영향'이다. 미국에서 모발 성분과 손톱 분석 등의 방법을 통해 조사해 본 결과 ADHD 증상이 있는 아이들의 뇌에는 유해 금속이 축적되어 있는 경우가 많았다고 한다.

유해 금속은 말 그대로 '몸에 해로운 영향을 끼치는 나쁜 미네랄'이다. 미네랄은 우리 몸이 기능하고 활동을 유지하는 데 반드시 필요한 성분이긴 하지만 셀렌이나 아연처럼 건강에 도움이 되는 미네랄도 있는 반면 그렇지 않은 미네랄도 있다. 우리 몸에 좋지 않은 영향을 끼치는 대표적인 유해 금속은 수은(mercury), 납(lead), 비소(arsenic), 니켈(nickel), 팔라듐(palladium), 카드뮴(cadmium), 알루미늄(aluminum) 등이다.

뇌의 기억력 코드를 방해하는 유해 금속

유해 금속은 우리 몸에서 양질의 단백질과 금방 결합해 버리는 특성이 있다. 뇌와 간장은 양질의 단백질을 가진 조직으로, 특히 아이들의 뇌는 유해 금속의 먹이가 되기 쉽다. 유해 금속은 뇌의 단백질과 결합하여 뇌에 그대로 눌러 앉아 버린다.

아세틸콜린(acetylcholine)과 세로토닌(serotonin)은 기억력과 집중력을 주관하는 신경 전달 물질이다. 그런데 이 신경 전달 네트워크나 수용 부분에 유해 금속이 모이면 전달 활동이 원활하게 이루어지지 않는다. 다행히 우리 몸은 자연 정화 능력이 있어서 나쁜 금속을 몸 밖으로 배출해 주는 메탈로티오네인(metallothionein : 구리와 아연의 대사를 조절)이라는 단백질을 만들어 낸다. 그런데 개중에는 메탈로티오네인을 만드는 아연이 부족해서 구리와 균형이 맞지 않는 경우가 있는데, ADHD인 아이에게서는 이러한 경향을 특히 쉽게 찾아볼 수 있다.

이런 아이들은 유해 금속을 배출하기 어려운 상태이기 때문에 신경 전달 네트워크 코드가 원활하게 기능하지 못할 뿐만 아니라 간신히 신경 전달 물질을 내보내더라도 정상적인 활동을 하지 못한다. 특히 유해 금속 가운데 수은은 신경 계통의 움직임에 중요한 비타민 B_{12}의 흡수를 저하시킨다. 흡수 저하에 의해 뇌 세포의 비타민 B_{12}가 부족해지면 기억력과 운동, 근력, 시각 등에 전반적으로 좋지 않은 영향을 끼친다.

스웨덴에서 행해진 한 연구 결과에 의하면 비타민 B_{12}의 결핍은 알츠하이머병(Alzheimer's disease)과도 관계가 깊다고 한다. 그러므로 뇌를 정상적으로 충분히 움직이기 위해서는 비타민 B_{12}가 꼭 필요하다. 게다가 운동을 주관하는 곳에 유해 금속이 축적되면 당연히 운동 능력도 떨어진다.

ADHD인 아이는 특정 분야에 제한되지 않은 독창적이면서도 왕성한 능력을 감추고 있는 경우가 많다. 그러나 자신의 능력을 발휘하지 못한 채 학교 생활에 적응하지 못하거나 문제를 일으키고, 친구들을 괴롭히거나 괴롭힘을 당할 수도 있다. 대수롭지 않은 일이라 여겨 방치하기보다는 지속적인 관심을 기울여 아이가 능력을 계발할 수 있도록 도와주어야 할 것이다.

ADHD의 증상

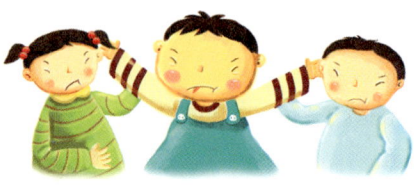

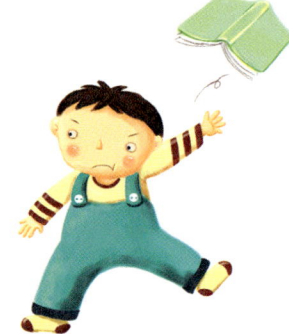

- 차분하게 놀지 못한다.
- 맡은 일을 하는 데 서투르다.
- 상대의 말을 진지하게 듣지 않는다.
- 말이 많아서 다른 사람을 방해한다.
- 앞뒤를 생각하지 않고 갑자기 달려들거나 위험한 행동을 한다.
- 물건을 자주 잃어버린다.
- 금세 기운이 떨어진다.
- 차례를 지키지 않는다.
- 식욕이 왕성하다.
- 안정감이 없다.

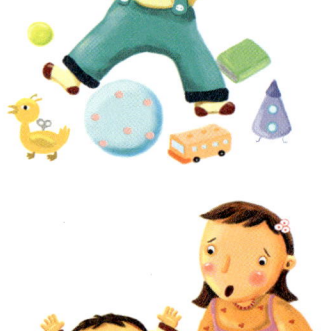

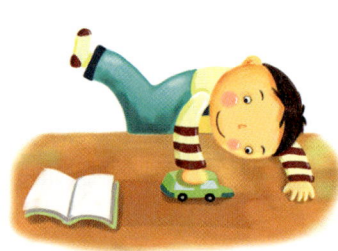

출처 : 《노비타 자이언 증후군》 사마리 에이코 저

일상 속에 숨어 있는 유해 금속의 공포

❶ 아이들에게 접종되는 백신의 60%가 수은

놀랍겠지만 유아에게 접종되는 백신 방부제에는 수은(티메로살)이 사용된다. 티메로살(thimerosal)은 메르티올레이트(merthiolate)라는 상품명으로 판매되는 피부·점막 소독제로, 수은을 포함하고 있는 유기 화합물이다. 분자 내에 있는 수은의 작용으로 소독을 하며, 미생물의 단백질을 침전시켜 물질대사(物質代謝)를 방해한다.

수은에는 무기 수은과 유기 수은이 있는데, 그중에서도 유기 수은이 독성이 강하고 급·만성 중독을 일으킨다. 특히 중추 신경계에 강한 독성을 나타내 언어 및 감각, 운동 장애 등을 유발한다. 문제는 매우 적은 양으로도 방부(防腐) 효과가 높고 가격이 저렴하여 전 세계적으로 백신에 첨가되고 있다는 것이다. 뇌의 혈액 보관소를 돌아다니며 뇌신경에 축적되는 데다 뇌와 산화 효소의 움직임을 방해하여 영양소의 흡수 장애를 일으키기 때문이다. 이 때문에 미국에서는 수은이 자폐증을 유발하는 주요 원인은 아닌가 하는 논란이 일기도 했다.

또한 수은은 장벽에 있는 점막을 파괴하여 소화되지 않은 음식물이나 첨가물이 포함된 화학 합성 물질이 혈액 속을 흘러 다니게 만든다. 그렇게 되면 우리 몸은 혈액 속에 들어가서는 안 되는 이물질에 대한 항체를 만들어 내는데, 그 과정에서 알레르기(allergic) 반응이 나타난다.

똑같이 예방 접종을 받고도 부작용이 나타나는 아이와 그렇지 않은 아이가 있는데, 이는 수은을 배설하는 '자정 능력의 차이'로 보인다. 미국에서는 수은이 자폐증의 원인임을 확인하고, 가까운 미래에 모든 소아 백신에서 수은을 제거할 방침이라고 한다.

유럽 역시 간염이나 DTaP(백일해, 파상풍, 디프테리아) 등의 백신에 방부제로 첨가되는 티메로살의 양을 점차 줄이기 시작해 지금은 아주 소량만 사용하고 있다. 하지만 DTaP를 비롯해 일본 뇌염, 인플루엔자, B형 간염 백신에는 아직도 수은이 사용되고 있는 실정이라 안심할 수 없다. 그렇다면 태어나서 2살까지 신경 중추 계통이 발달하는 시기에 수은이 포함된 백신을 6~7회나 접종하는데 문제가 없을까? 아무리 적은 양이라고 해도 계속해서 몸속에 쌓일 경우 문제가 될 수밖에 없다. 그러므로 메티로살이 첨가되지 않은 백신을 보급하고 확대하는 것이 시급하다. 이미 백신을 접종 받은 아이이 경우에는 몸속에 들어 있는 유해 금속을 몸밖으로 배출해 주어야 한다. 그 방법의 하나가 '킬레이트(chelate) 요법'으로, 이 방법을 이용하면 몸속에 축적된 수은을 효과적으로 배출할 수 있다.

킬레이트(chelate) 요법

유해 미네랄을 배출하는 의학적 방법의 하나로, 킬레이트는 가위(집게)를 의미한다. 유해한 미네랄과 결합해 있는 가위를 2개 이상 가지고 있는 화학 물질인 킬레이트제를 사용한다는 데서 이름 붙여졌다. 쉽게 말해 '집게'를 이용해 우리 몸에 있는 특정 유해 미네랄을 몸밖으로 끄집어내는 것이다.

❷ 충치 치료에 이용되는 아말감의 50%가 수은

　충치 치료에 이용되는 '아말감(amalgam)'의 50%는 수은이다. 아말감은 은과 주석, 구리, 아연 등의 금속 성분과 수은을 혼합한 은색의 충전제로, 충치를 제거하고 메꾸는 데 이용되고 있다. 스웨덴을 비롯한 유럽 일부 국가에서는 아토피성 피부염과 자폐증을 유발한다고 알려져 사용을 금지 또는 제한하고 있으나 발명된 이래 충치 치료에 가장 많이 사용되고 있다.

　하지만 수은은 단단한 것을 먹거나 입속의 pH 균형이 붕괴되어 타액이 점성화되면 밖으로 흘러나와 증기가 되어 우리 몸속에 들어온다. 즉 아말감이 치아에 있는 한 수은에 의한 피해는 계속된다는 것이다. 중증의 아토피성 피부염 환자들의 치아에서 수은 아말감을 제거하고 다른 충전제로 바꾼 결과 70% 정도에서 증상이 개선되고, 그중 절반이 넘는 환자가 완치되었다는 결과만 보아도 수은이 얼마나 위험한지 알 수 있을 것이다.

　또한 수은은 임산부의 태반에까지 들어가 태아에게도 영향을 끼친다. 임산부가 수은에 노출될 경우 아이가 긴장성 발작이나 정신 발육 지연, 자폐증 등의 신경 장애 등의 장애를 겪을 수 있다.

　미국은 현재 모든 아말감의 사용을 금지하고 있으며, 일본 역시 얼마 전까지는 비용이 저렴하고 사용이 편리하다는 이유로 아말감을 많이 사용했으나 최근에는 약 1/3 정도로 사용량을 줄였다. 우리나라에서도 아말감이 수은 합금이라는 이유로 문제가 제기되어 한때 외면받았으나 일단 다른 충전제에 비해 가격이 훨씬 저렴하기 때문에 여전히 많이 사용되고 있다. 문제는 지금까지 수은 아말감으로 치아를 충전한 사람들이 많다는 것이다. 특히 오랜 시간에 걸쳐 몸속에 축적되어 영향이 나타나는 유해 금속의 특성 때문에 피해를 측정하기도 쉽지 않다.

앞으로는 아이가 치과 치료를 받을 때 반드시 부모가 함께 동행하여 의사의 충분한 설명을 듣고 충전제를 선택해야 할 것이다.

❸ 엄마 몸에 들어 있던 유해 금속이 태아에게 전달된다

유해 금속은 뇌의 관문을 미끄러지듯이 돌아다니다가 뇌신경에 침투한다. 가장 큰 문제는 대부분의 유해 금속이 임산부의 태반으로 들어가 발달 중인 태아의 뇌에 영향을 끼친다는 것이다. 수은이 그 대표적인 예로, 임산부의 몸속에 고여 있던 수은이 태아에게 이행되어 자폐증이나 아토피성 피부염 등을 유발하는 것은 아닌가 하는 논란이 계속되고 있다.

비소와 납 역시 기형을 일으키는 대표적인 유해 금속이다. 납은 유화 그림 도구 등에 포함되어 있는데, 임신 중 그림을 계속 그린 산모의 납이 태아에게 전달되어 태아가 뇌 장애를 일으킨 사례도 있다. 다른 유해 금속도 위험하긴 마찬가지이다.

특히 임산부는 유해 성분에 노출될 경우 일반인에 비해 훨씬 더 위험하므로 먹거리에 꾸준히 관심을 갖고, 유해 금속과 식품에 포함된 화학 물질을 몸밖으로 배출해 내는 식생활 습관을 유지하는 것이 중요하다.

❹ 중국산 뱀장어의 대부분은 수은 절임

무더운 여름이 되면 가족의 원기 회복을 위해 장어 요리를 많이 먹는다. 비타민 A와 단백질을 비롯한 각종 영양이 풍부한 데다 뼈와 근육을 튼튼하게 해 주고, 체질 보강 작용을 해 주는 대표적인 스태미나 식품인 장어는 비타민 C까지 풍부하여 미용식으로도 애용되고 있다. 건강을 중시하는 일본에서는 우리나라의 복날 대신 장어를 먹는 날이 있을 정도라고 한다.

하지만 시판되고 있는 장어의 대부분이 중국산이고, 심지어 중국산을 국산이라고 속여 파는 일까지 벌어지고 있어 문제가 심각하다. 얼마 전에는 살아 있는 중국산 장어에서 말라카이트 그린(malachite green)이라는 화학 물질이 검출되어 큰 문제가 되기도 했다. 말라카이트 그린은 1990년대 초 발암 물질로 알려지면서 세계적으로 사용이 금지되었던 물질이나, 곰팡이와 세균 감염 방지 및 산업용 색소로 어류를 양식할 때 수정란의 소독과 양식 및 운반, 저장 과정에서 사용됐을 것으로 추정된다.

중국산 장어의 또다른 문제점은 바로 다량의 수은이 포함되어 있다는 것이다. 양식장에서 주는 사료에 수은 함유물이 혼합되어 있었거나 근처에 있는 공장의 오·폐수에 강물과 토양이 오염되어 이런 결과가 나타났을 가능성이 높다. 국내산에 비해 가격이 싸고 대량 공급이 가능하다는 이유로 중국산 장어를 많이 이용하는데, 안전 면에서는 결코 권하고 싶지 않다.

특히 유해 금속은 몸속에 계속 축적되어 몇 년 뒤에야 피해가 나타나기 때문에 태아의 몸속에 들어온 수은은 아이가 6~7세가 되었을 무렵에야 운동 기능이나 기억 등에 문제를 일으킨다. 아래의 표는 일본에서 행해진 중국산 장어에 함유되어 있는 잔류 물질 수치를 조사한 결과이다.

 이것만 보더라도 우리가 그동안 얼마나 많은 양의 수은을 먹어 왔는지를 알 수 있을 것이다. 앞으로는 장어 요리를 먹고 싶다면 100% 자연산만 취급하는 믿을 수 있는 가게를 이용하거나 수은을 배출하는 효과가 뛰어난 식품과 함께 먹을 권한다. 특히 마늘에 들어 있는

▣ 중국산 장어 잔류 물질 검사

구입처	수은	카드뮴	납	비소
A 백화점	0.17ppm	검출되지 않음	검출되지 않음	0.2ppm
B 백화점	0.13ppm	검출되지 않음	검출되지 않음	0.3ppm
C 슈퍼마켓	1.23ppm	검출되지 않음	검출되지 않음	0.3ppm
D 슈퍼마켓	1.77ppm	0.05ppm	검출되지 않음	0.3ppm

출처 : 일본 식품 환경 건사 협회 자료

▣ 생선류에 들어 있는 수은의 양(ppm)

벤자리	황새치	상어	다랑어	바닷가재	가자미	갈치	참치통조림
1.45	1.00	0.96	0.32	0.31	0.23	0.23	0.17

출처 : 미국 식품의약품국

* 그밖에 고래의 내장과 붉은 살, 지방에서도 수은이 검출되고 있다.

유황 성분은 몸속의 수은과 결합하여 담즙을 거쳐 장을 통해 변으로 배설해 주는 효과가 있으므로 요리할 때 적극적으로 활용할 것을 권한다.

❺ 태아의 뇌 발달에 치명적인 영향을 끼치는 납

매일매일 마시는 물, 마음놓고 마셔도 될 만큼 안전하고 깨끗하다는 정부의 발표에도 불구하고 안심할 수 없는 것이 사실이다. 끓여 먹자니 산소가 파괴되어 생명력을 잃을까 봐 걱정되고, 정수한 물 역시 필터를 자주 바꾸지 않는 이상 안심할 수 없다. 비교적 안전하다고 믿어 온 생수 병에서 안티몬(antimony)이라는 발암 물질이 검출되었다는 보고도 마음을 불안하게 한다.

납의 주요 오염 경로는 오래된 납 수도관이다. 매설한 지 20년이 넘은 노후관 부식 물질에서 납과 인산염, 황화물 등 우리 몸에 유해한 물질이 상당량 검출되었다는 소식은 수돗물에 대한 불안을 더욱 가중시킨다.

납은 몸속에 축적되어 태아와 유아의 정서 불안과 학습 장애, 갑상선 기능 항진, 급성 복통 등을 일으키는 무서운 물질이다. 특히 어린 아이들은 혈액-뇌 장벽이 완벽하게 발달되어 있지 않은 상태이기 때문에 납 중독으로 인한 뇌 손상에 더욱 치명적이다. 납 중독에 걸렸던 아이의 절반 이상이 정신 박약이나 간질 발작, 시청각 장애 증세가 계속된다는 무서운 결과도 있다.

게다가 납은 산(酸)에 쉽게 녹기 때문에 산성비를 통해 땅속으로 들어가 지하수를 오염시킬 가능성도 크다. 지하수를 그대로 이용하고 있는 시골이나 교외 지역이라 해도 안심해서는 안 된다. 가전 제품과 개인용 컴퓨터, 휴대 전화 등의 전자 제품은 물론 어린이용 장난감과 페인트, 살충제에서도 소량이긴 하지만 납이 검출되고 있으며, 도자기의 유약과 신맛이 나는 식품을 결합했더니 납이 검출되었다는 보고도 있다.

현재 유럽 연합은 전기·전자 제품의 납 사용을 금지하고 있으며, 미국과 영국도 가정과 공장에서 나오는 오·폐수를 엄격하게 관리하고 있다. 우리나라도 다른 것은 몰라도 매일 마시는 물만큼은 안심하고 마실 수 있도록 정부가 지속적인 관심을 갖고 예산을 편성하고,

수돗물 대신 알칼리 이온수를

칼슘 정제는 장기에서 흡수가 쉽지 않은 반면 물에 녹아 있는 칼슘은 상대적으로 흡수가 잘된다. 이러한 특성을 이용하여 칼슘이 흡수되기 쉬운 상태로 만든 것이 알칼리 이온수이다. 알칼리 이온수의 효과는 다음과 같다.

① 이온화되어 있기 때문에 흡수율이 높다.
② 활성 산소의 양을 줄여 준다.
③ 위 점막 장애를 막아 위를 건강하게 해 준다.
④ 장 내 발효를 조절해 준다.
⑤ 지방이 축적되는 것을 막아 준다.
⑥ 산성을 중화하여 면역력을 높여 준다.

오래된 수도관을 하루 빨리 교체하는 작업이 시급하다.

수도 사업국에서는 '아침에 일어나 물을 틀어 처음 나오는 물이나 오랜 기간 수도를 사용하지 않다가 물을 사용할 때는 양동이 하나 정도(10ℓ)의 물은 버리고 사용하는 안전하다' 고 강조한다. 그러나 이것은 '수돗물에 납이 녹아 있어 위험하니 마시지 말라' 고 경고하는 것일 뿐 근본적인 해결책은 될 수 없다.

안전을 위해서는 처음에 받은 대야 3개 분량의 물은 버리고 이용하거나 정수 시설을 부착하여 한번 거른 뒤에 이용하는 것이 좋다. 특히 물을 공동으로 사용하는 곳에서는 더욱 철저한 수질 관리가 필요하다.

❻ 뇌세포를 위협하고 탈모를 유발하는 비소

비소 피해 사례 ①

2003년 4월, 일본 이바라키 현 마을의 우물에서 기준치를 훨씬 넘는 비소가 검출되어 일본은 물론 전 세계적으로 큰 파장을 불러일으켰다. 3년 전부터 유아의 발육 속도가 이 늦어지고 손발이 저리는 증상과 함께 일부 성인의 체력이 급격히 떨어진 것이다. 주민이 공동으로 사용하는 우물물을 조사해 본 결과 기준치의 무려 450배가 넘는 비소가 발견되었고, 주민의 소변에서도 비소가 검출되었다. 조사 결과 태평양 전쟁 당시 일본군이 묻어 둔 독가스 통이 부식되면서 새어 나온 독가스가 우물로 흘러들어간 것이 원인임이 밝혀졌다.

비소 피해 사례 ②

1998년 7월, 일본 와카야마(和歌山) 현의 지역 자치회가 개최한 여름 마을 축제에서 67명이 비소 화합물인 아히산이 든 카레라이스 도시락을 먹고 급성 비소 중독 증세로 4명이 사망하고 63명이 중독되는 사건이 발생했다. 이 사건의 살인 미수 혐의로 체포된 범인은 아이 4명을 둔 평범한 주부로, 그녀는 범행을 완강히 부인했지만 이전의 사건들에 비추어 재판정은 그녀에게 사형을 선고했다.

이 두 사건에서도 볼 수 있듯이 비소는 독성이 매우 강한 유해 금속이다. 유기 비소는 무기 비소에 비해 독성은 약하지만 우리 몸에 들어와 끼치는 영향은 무기 비소와 다를 바가 없다. 효소가 생산되는 것을 억제하기 때문이다. 비소는 특히 뇌신경에 가장 큰 영향을 끼치며, 손톱과 소변 중의 비소 농도가 높아지면 탈모 증세가 나타나기도 한다.

오랜 시간에 걸쳐 축적될 경우 중독 증세가 나타나기 때문에 우리나라에서는 20~30년 전부터 사용을 금지하고 있다. 탈색된 피부 색소를 검게 하기 위해 비소로 만든 알약을 복용한 백반증 환자가 부작용이 발생해 심각한 피부 질환으로 악화된 예도 있다. 심할 경우 피부암이나 폐암, 비뇨기 암으로 발전할 수도 있다.

최근에는 환경 오염, 그중에서도 바다 오염이 심각해지면서 비록 적은 양이긴 하지만 톳이나 다시마 · 미역 · 김 등의 해초나 성게와 새우 같은 어패류에도 비소가 축적되어 있을 가능성이 크다.

■ 비소를 다량 포함하고 있는 식품(100g당)

곤약	표고버섯	새우	성게	김	미역	다시마	말린 톳
260㎍	120㎍	1,800㎍	2,000㎍	3,000㎍	3,500㎍	6,000㎍	10,000㎍

Arsenic(WHO Food Addivitives Series) 1996년

이는 결국 먹이 사슬을 거쳐 우리 몸에 흡수될 경우 상위 포식자인 인간이 고스란히 피해를 볼 수밖에 없다는 말이 된다. 마그네슘과 칼륨, 타우린 등 우리 몸에 좋은 성분이 풍부하다는 이유로 해조류와 어패류를 많이 먹을 것을 권하는데, 이러한 위험을 생각하면 무조건 많이 먹는다고 해서 좋은 것만은 아니라는 점을 알 수 있을 것이다. 그보다는 3~4일에 한 번 정도 번갈아 가면서 섭취하는, 이른바 '로테이션 다이어트'를 취할 것을 권한다. 무엇보다 가족의 기호에 맞게, 중복되지 않게 음식을 선택하는 것이 중요하다.

❼ 알레르기와 불면증을 유발하는 니켈

니켈을 비롯해 카드뮴·니코틴·타르·일산화탄소 등 무려 4,700여 가지가 넘는 유해 성분이 들어 있는 담배는 그야말로 '독 덩어리'이다. 흡연자 본인은 물론이고, 연기를 들이마시는 간접 흡연자들에게까지 피해를 끼치기 때문이다. 이러한 사실이 인정되어 대부분의 공공 장소와 건물에서는 흡연이 금지되어 있으나 그렇다고 해서 간접 흡연의 위험에서 완전히 자유로운 것은 아니다.

그중에서도 니켈은 수은, 비소 등과 마찬가지로 우리 몸에 해로운

유해 금속이다. 화학 공업 제품이나 전지, 액세서리 등에 주로 사용되는데, 최근에는 니켈 도금을 한 피어스나 귀걸이 때문에 알레르기를 일으키는 사람이 꾸준히 늘고 있다. 특히 아이들에게 나쁜 영향을 끼쳐 불면증이나 습진, 알레르기, 두통, 설사 등을 일으키고, 무뚝뚝한 성격의 아이를 만들기도 한다.

건강 식품으로 알려진 굴, 시금치, 호박, 콩류 등에도 소량이지만 니켈이 들어 있으므로 주의가 필요하다. 그러므로 이들 식품을 섭취할 때는 앞에서 설명한 로테이션 다이어트 방법을 취해 3~4일 간격으로 섭취하는 것이 중요하다. 하루에 1.5~2l 정도의 신선한 물을 마셔 유해 금속을 몸밖으로 배출하는 노력도 중요하다.

❽ 뼈와 연골의 합성을 방해하는 팔라듐

팔라듐이라는 이름을 처음 들어 본 사람도 많을 것이다. 이름도 생소한 데다 우리 몸에 미치는 영향에 대해 거의 알려진 바가 없기 때문이다. 유기 팔라듐은 그 자체로는 독성이 적은 편이지만 다른 화학 물질 또는 금속과 반응하여 강한 독성을 나타낸다.

특히 우리 몸에 들어가 신장과 간장, 갑상선, 뇌에 축적되어 손상을 입히는 무서운 물질이다. 뼈와 연골이 합성되는 것을 방해하기 때문에 한창 뼈가 발달하고 있는 성장기 아이들에게 치명적이다. 비타민 B_{12}의 흡수를 방해하기도 하므로 더욱 주의가 필요하다. 우리의 뇌는 비타민 B_{12}가 부족하면 기억력이나 근력, 시각 등이 저하되기 때문이다.

또한 팔라듐은 수은과 함께 충치 치료에 사용되는 땜질 물질로도 사용되고 있다. 그럼에도 불구하고 팔라듐에 대해 위험하다는 경고나 특별한 대책이 없는 실정이다.

팔라듐의 피해를 조금이라도 줄이기 위해서는 영구치가 빠진 아이의 충치 치료를 할 때 반드시 부모가 동행하여 의사에게 땜질 물질에 대한 충분한 설명을 들어야 한다.

특히 최근에는 냉장고에 보관되어 있는 채소의 신선도 유지를 위해 에틸렌 가스를 제거하는 물질을 첨가한 제품이 나오고 있는데, 이 중에 팔라듐을 사용하는 것이 있으므로 꼼꼼히 확인하고 구입해야 한다.

❾ 소화 효소와 영양소의 이동 및 흡수를 방해하는 카드뮴

우리에게도 잘 알려져 있는 '이타이이타이병'은 만성 카드뮴 중독이 원인이 되어 발생하는 공해병(公害病)이다. 1950년 대 후반 일본 진즈 강 근처에 거주하는 출산 경험이 많은 중년 여성에게서 발생한 것이 대표적인 피해 사례로 기록되어 있다.

조사 결과 강 상류에 있는 아연 제련소에서 배출한 광산 폐수를 벼를 재배하는 데 이용한 것이 원인으로 밝혀졌다. 신장 장애와 보행 장애, 골연화증으로 인한 심한 요통과 관절통, 빈혈을 비롯하여 전신의 통증을 호소하며 이타이이타이(아프다아프다)라고 말한 데서 이름 붙여졌으며, 현재까지 무려 1,000여 명에 달하는 환자가 발생했다고 한다.

이처럼 카드뮴은 신장 기능 장애나 중증의 골연화증을 비롯한 피로와 고혈압, 치아의 변색, 출생아의 체중 감소, 과칼슘뇨증 등을 수반하는 아주 무서운 성분이다.

알칼리 건전지나 합성 수지 제품, 자동차 타이어, 석탄 공장에서 나오는 분진, 금속 가공 또는 전기 도금으로 인한 공장 폐수나 그것에 오염된 어패류에 함유되어 있다. 배기 가스와 담배에도 들어 있어서 직접 담배를 피우지 않는 간접 흡연자라도 축적될 위험이 높다. 흡연자의 혈중 카드뮴 농도가 비흡연자에 비해 무려 50%나 높다는 보고가 있다.

뇌에도 영향을 미쳐 살인범의 모발에서 최고치의 카드뮴이 검출된 예도 있다. 우리 몸이 필요로 하는 소화 효소와 영양소의 이동 및 영양소의 흡수를 방해하기도 한다. 특히 효소나 단백질과 결합하여 1/3 정도는 신장에 축적되어 면역력을 높여 주는 아연의 이동을 방해한다. 아연이 역할을 제대로 수행하지 못하면 뇌에 축적된 유해 금속을 배출할 수 없을 뿐만 아니라 기억력도 저하된다.

카드뮴은 농약 등에 사용되는 것이 금지되어 있지만 실제로는 쌀·보리·콩·생선 등의 주요 식품과 담배·표고버섯·마늘·홍차 등에서도 검출되고 있다. 이는 이들 식품을 재배하는 물이나 흙이 오염되어 있다는 증거이다.

카드뮴의 피해를 줄이기 위해서는 비타민 D가 풍부한 식품과 고단백 식이요법을 하는 것이 좋다. 톳·생굴·꼴뚜기·코코아 등 동이 풍부한 식품과 김·생굴·현미·등 아연이 풍부한 식품을 함께 섭취하면 유해 금속을 몸밖으로 배출해 주는 메탈로티오네인(metallothionein)이 생성되어 카드뮴의 배설을 촉진할 수 있다.

❿ 중추 신경계를 위협하는 알루미늄

알루미늄은 일상 곳곳에서 가장 쉽게 접할 수 있는 금속이다. 물과 야채, 곡물, 해산물, 육류와 같은 자연계에는 물론 치약과 위궤양 치료제, 제산제, 알루미늄 포일, 정수제, 베이킹파우더, 조리 기구 등과 같은 생활 용품에 이르기까지 광범위하게 존재한다.

그러나 알루미늄도 다른 금속과 마찬가지로 몸에 축적되면 많은 부작용을 일으키는 유해 금속이다. 칼슘과 철의 흡수를 방해할 뿐만 아니라 장관에서 인과 결합하여 인 결핍과 골다공증을 유발하고, 장 기능과 중추 신경계에도 좋지 않은 영향을 끼치기 때문이다.

뇌에 대량으로 흡수될 경우 알츠하이머병을 일으킨다는 사실이 실험을 통해 확인되었다. 비행 청소년의 머리카락을 채취하여 분석해 본 결과 보통 아이들에 비해 알루미늄 수치가 높았다는 충격적인 보고도 있다.

수돗물을 정화하는 데 이용하는 황산알루미늄과 알루미늄 캔, 햄버거와 피자처럼 열량은 높으나 영양가는 거의 없는 쓰레기 식품, 이른바 정크 푸드(junk food), 염료에 알루미늄과 칼슘 등의 금속 이온을 화학적으로 결합하여 녹지 않는 상태로 만든 레이크(lake) 등도 알루미늄 축적의 원인이 된다.

알루미늄은 신장의 기능이 정상적이라면 대부분 배출되기 때문에 크게 걱정하지 않아도 되지만 신장의 기능이 떨어지면 혈중 알루미늄 농도가 상승하여 몸밖으로 배출되지 못하고 뇌에 침입하여 뇌 건강에 좋지 않은 영향을 끼치므로 주의해야 한다.

환경 오염과 산성비 등의 영향으로 토양 속에 있던 알루미늄이 용해되어 채소 등의 음식물을 통해 몸속으로 들어오면 철 결핍성 빈혈을 유발할 수도 있다. 식욕 부진과 위장 염증, 간장 기능 장애, 피부염, 뇌염은 물론 어린 아이의 경우 갑상선 기능 항진이나 정신병, 근육 경화 등을 유발하기도 한다.

생활 속에서 가장 쉽게 접할 수 있던 까닭에 그동안 다른 금속에 비해 알루미늄의 유해성에 대한 인식이 부족했던 것이 사실이다. 이제부터라도 알루미늄의 위험성을 깨닫고 알루미늄이 들어 있는 식품과 생활 용품을 섭취하고 이용하는 데 있어 더욱 주의를 기울여야 할 것이다.

우리 몸에 해로운 그밖의 금속

- 베릴륨(beryllium) : 전자 부품과 원자로의 재료로 이용
- 안티몬(antimony) : 주조(鑄造), 활자 합금, 충전지 등에 이용
- 백금(platinum) : 암 치료제로 이용
- 은(silver) : 편도선염을 치료하는 도포제나 소독약에 이용
- 탈륨(thallium) : 쥐약과 살충제로 이용
- 주석(tin) : 살생제와 진균제의 주성분. 납땜·합금·도금 등에 이용

유해 금속의 위험에서 벗어날 수 있는 방법

❶ 위험한 것을 먹지 않으면 위험은 반으로 감소

건강을 지키는 가장 좋은 방법은 유해 금속이 우리 몸에 들어오지 못하게 하는 것이다. 그러나 수은·카드뮴·비소·팔라듐·알루미늄 등의 금속들이 잠복해 있는 식품은 우리 아이들이 좋아하는 초밥과 참치회 등으로, 유감스럽게도 이들 생선은 수은 함유량이 높은 편이다. 공기 중의 수은이 미생물이나 어패류의 체내에서 유독성인 메틸 수은으로 변해 먹이 사슬을 통해 참치와 같은 대형 회유어로 응집되기 때문이다. 황새치와 벤자리 등에서도 다량의 수은이 검출되고 있다.

일단은 이러한 유해 금속의 근원이 되는 식품들을 가능하면 섭취하지 않는 것이 가장 좋은 방법이지만 하루아침에 즐기던 음식을 끊기란 말처럼 쉽지 않다. 조금씩 섭취량을 줄여 가면서 서서히 끊는 것이 좋다.

❷ 3~4일에 한 번 꼴로 간격을 두고 섭취할 것

지금 우리 주변에는 오염된 식품이 넘쳐 나고 있다. 식탁에서 이들 식품을 제하고 나면 먹을 것이 없을 정도이다. 그러나 유해 금속을 포함하고 있는 한편 몸에 좋은 영양소를 동시에 함유하고 있는 식품도 많다. 이처럼 마음놓고 먹을 수도 없고, 그렇다고 아예 먹지 않을 수도 없는 식품은 3~4일에 한 번 꼴로 섭취할 것을 권한다. 같은 식

유해 금속의 발견은 모발과 손발톱 검사로

혈액 검사로는 우리 몸에 축적되어 있는 유해 금속의 유무를 확인할 수 없다. 그러나 모발을 이용하면 몸에 들어 있는 중금속과 오염 여부, 그리고 영양 상태 등을 알아볼 수 있다. 단, 퍼머나 염색 등으로 인해 모발이 심하게 손상되어 있으면 오차가 생길 수 있으므로 주의해야 한다.

일본에서는 손톱을 이용한 미네랄 분석을 많이 이용하는데, 이 방법을 이용하면 미네랄의 과부족과 몸에 해를 끼치는 유해 금속의 체내 농도를 알 수 있다. 손톱과 발톱(10개 분량, 0.2g 정도)을 1.5㎜ 정도로 잘라 시행하는데, 여성의 경우 매니큐어를 지우고 해야 한다.

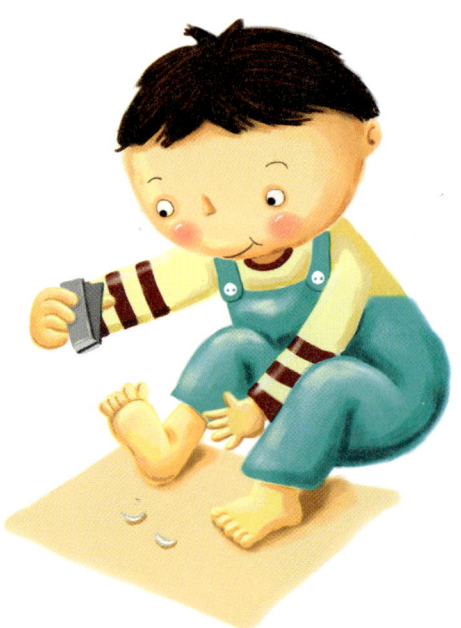

유해 금속의 체내 농도를 알 수 있는 손발톱 검사

품을 계속해서 먹기 때문에 해로운 성분이 만성적으로 축적되어 좋지 않은 영향을 끼치는 것이다.

아이의 연령이 낮을수록 한 가지 식품에 대한 로테이션 기간은 긴 것이 좋다. 모든 식품은 양면성을 지니고 있어서 한 가지 식품만 편식할 경우 좋은 영양소가 오히려 나쁜 영양소로 변할 수도 있기 때문이다.

❸ 유해 금속을 배출해 주는 식물섬유를 섭취한다

아무리 조심해도 알지 못하는 사이에 이미 몸속으로 들어와 버린 유해 금속은 어쩔 수 없다. 이런 불법 침입자들을 내보내기 위해서는 몸의 정화 능력을 높여야 한다.

증상이 심할 때는 킬레이트제 등을 복용하지만, 아이의 두뇌 건강을 유지하는 것처럼 예방이 목적인 경우에는 그렇게까지 하지 않아도 된다. 식사를 통해 배설 기능이 있는 비타민이나 미네랄을 섭취하고, 방광이나 간 등을 통한 체외 배설과 같은 부드러운 방법으로도 가능하기 때문이다.

유해 금속은 식물섬유(植物纖維)로도 제거할 수 있다. 식물섬유는 얼마 전까지만 해도 영양가가 없는 성분으로 여겨져 크게 주목받지 못하였으나 최근 '영양 아닌 영양'으로 인식되면서 5대 영양소에 이어 '제6의 영양소'로 큰 관심을 끌고 있다.

식물섬유는 식물에서만 나오며, 수용성과 비수용성 두 가지로 나뉜다. 채소나 버섯에 함유되어 있는 것은 셀룰로오스라는 비수용성

효과적인 영양제 활용법

　밥보다 귀한 보약은 없다는 말처럼 식사를 통해 영양소를 섭취하는 것이 가장 좋지만 식품만으로 섭취할 수 없을 때는 영양제나 보충제를 이용하는 것도 한 방법이다.

　특히 유해 물질을 배설하는 데 반드시 필요한 셀렌의 경우 여러 가지 식품에 들어 있긴 하지만 우리 몸에 필요한 양을 충족시키기엔 부족하므로 영양제를 이용하는 것이 좋다. 이때도 모발 검사나 손발톱 검사를 통해 몸속의 미네랄 상태를 확인하고, 각자에게 적합한 종류나 섭취량을 결정해야 한다. 값이 싸다고 아무거나 선택하기보다는 성분을 꼼꼼히 살펴보고, 의사의 조언을 얻어 믿을 만한 제품을 선택하는 것이 중요하다.

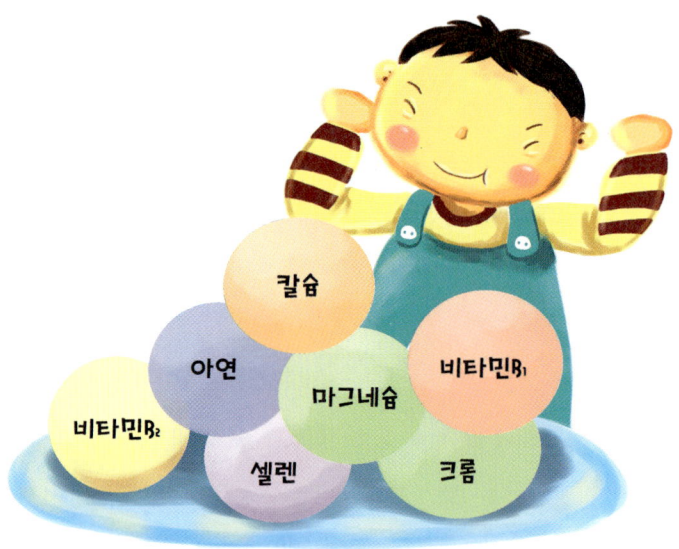

전문가의 처방에 의한 영양제 섭취는 아이에게 도움이 된다

성분으로, 물에 녹지 않기 때문에 몸속에 들어와 장에 체류하는 시간이 길다. 반면 물에 녹는 수용성 식물섬유는 채소와 과일, 미역, 다시마 등에 풍부하게 들어 있다.

식물섬유는 수분을 많이 흡수하고 변의 양을 늘려 주어 대장 운동을 촉진하기 때문에 변비 예방 효과가 뛰어나다. 특히 발암 물질을 희석시켜 대장암이 발생하는 것을 막아 주며, 혈중 콜레스테롤 수치를 낮춰 준다. 변을 부드럽게 하여 배변으로 인한 항문의 긴장과 자극을 줄여 주기도 한다.

장 내부에 있는 유해 금속을 배설하기 위해서는 식물섬유를 충분히 섭취해야 한다. 셀룰로오스와 식물 껌, 펙틴, 리그닌 등 식물섬유가 풍부히 들어 있는 식품들의 꾸준한 섭취를 통해 몸속을 정화하려는 노력이 필요하다.

유해 금속의 배설에 효과적인 영양소와 식품

❶ 수은
- 수은을 배설하는 데 필요한 영양소 – 아미노산 시스테인(aminoacid cysteine), 메티오닌(methionine), 비타민 C · E · B_6, 펙틴, 셀렌(selenium), 아연
- 배설에 효과적인 식품 – 붉은 육류, 양파, 콩, 마늘, 사과, 달걀 노른자, 와인비네거(포도로 만든 와인 식초), 아보카도

- 간단 메모 – 시스테인의 유황 성분이 수은이 몸밖으로 배설되는 것을 촉진한다. 시스테인을 합성하는 데는 비타민 B_6가 필요하다. B_6가 많이 들어 있는 식품에는 소맥 배아와 바나나, 인삼, 아보카도, 호두 등이 있다.

❷ 납

- 납을 배설하는 데 필요한 영양소 – 칼슘, 철, 아연, 비타민 C · E, 셀렌, 복합 아미노산
- 배설에 효과적인 식품 – 마늘, 달걀 노른자, 콩, 굴, 아보카도
- 간단 메모 – 납은 위산이 분비되고 소화 효소가 합성되는 것을 방해한다. 산성이 강한 음식을 섭취하여 위산을 보충해야 한다. 특히 셀렌은 비타민 E와 함께 섭취하면 효과가 높아진다.

❸ 비소

- 비소를 배설하는 데 필요한 영양소 – 비타민 C · E · B_6, 유황을 포함한 아미노산 시스테인, 메티오닌, 셀렌, 요오드
- 배설에 효과적인 식품 – 양파, 마늘, 아세로라, 아보카도, 두유, 굴, 와인비네거
- 간단 메모 – 시스테인과 비타민 C를 함께 섭취하면 결석(結石, calculus)의 원인이 되는 시스틴으로 변하지 않는다. 특히 비소는 셀렌과 요오드의 흡수를 방해하기 때문에 이 두 가지 미네랄의 보충이 필요하다.

❹ 니켈
- 니켈을 배설하는 데 필요한 영양소 – 시스테인, 메티오닌, 비타민 C · E, 펙틴, 구연산 등의 유기산
- 배설에 효과적인 식품 – 콩, 사과, 양파, 마늘, 달걀 노른자, 와인 비네거
- 간단 메모 – 사과는 펙틴과 비타민 C가 풍부하다. 니켈의 배설에 특히 권장한다.

❺ 팔라듐
- 팔라듐을 배설하는 데 필요한 영양소 – 비타민 C · E, 셀렌
- 배설에 효과적인 식품 – 돼지고기, 표고버섯, 다시마
- 간단 메모 – 팔라듐에 의한 세포 산화를 방지하기 위해서는 비타민 C · E와 셀렌을 함께 섭취하는 것이 좋다.

❻ 카드뮴
- 카드뮴을 배설하는 데 필요한 영양소 – 아연, 비타민 C · B_6
- 배설에 효과적인 식품 – 아보카도, 마늘, 콩, 굴
- 간단 메모 – 카드뮴은 간장에서 활동하는 단백질 메탈로티오네인에 의해 몸밖으로 배설된다. 이 메탈로티오네인을 합성하는 데는 반드시 아연과 구리가 필요하다. 굴, 정어리, 해조류, 콩 제품에는 아연이 풍부하고, 굴, 코코아, 견과류 등에는 구리가 풍부하다.

| 아이의 능력 향상을 방해하는 요소들 |

집중력 저하의 근본 원인

장의 바리케이트 파괴가 집중력을 떨어트린다

● 장 막 파괴로 인한 영양 흡수 장애의 원인

아이의 몸이 건강하지 못한 가장 큰 이유가 영양 흡수 장애에 있다고 해도 지나친 말이 아니다. 집중력이 약한 아이 두 명 가운데 한 명은 장의 바리케이트가 파괴되어 있다고 하면 믿겠는가?

지금부터는 이 장의 핵심 주제인 '영양 흡수 장애'에 대해 이야기할 것이다. 주인공은 바로 '소장의 막'이다. 소장을 외부의 적으로부터 지켜 주는 역할을 하기 때문에 '막 바리케이트'라 부르기로 한다. 그런데 이 막이 오염된 음식물과 각종 항생 물질, 유독 금속, 바이러스, 진균(칸디다·이스트) 등의 공격을 받아 상처를 입는다고 생각해 보라. 이것이 현재 급증하고 있는 '장투수 증후군'으로, 장 점막 손상으로 인해 독소를 대소변으로 배출하지 못하고 피부로 배출하는 증상을 말한다. 간단하게 LGS(Leaky Gut Syndrome)라고 기억해 두면 편할 것이다.

막 바리케이트가 파괴되면 몸에 필요한 영양소의 흡수가 원활하게 이루어지지 못해 지속될 경우 영양 흡수 장애로 이어져, 결과적으로 영양실조나 영양 결핍을 초래한다. 뚫린 구멍을 통해 제대로 소화되지 못한 음식 덩어리와 해로운 물질이 몸속으로 흘러 들어와 여러 가지 질병을 일으키기도 한다.

원래 섭취된 음식물은 침과 함께 잘게 씹혀 몸속으로 들어가 여러 가지 효소와 섞여 소화와 분해 과정을 거친다. 이 중에서 소장의 막 바리케이트에 있는 작은 망을 통과하는 영양소만이 우리 몸에 흡수되어 에너지가 되는 것이다. 그러나 막 바리케이트는 장의 관문막임에도 불구하고 의외로 튼튼하지 못하다. 그래서 위산 분비가 적어지거나 항생 물질을 지나치게 사용하거나 식품 첨가물 또는 유해 금속이 포함된 식품을 섭취하거나 우유와 유제품, 정제된 탄수화물(쿠키나 케이크), 청량 음료 등을 먹거나 세균과 바이러스의 영향을 받거나 스트레스가 쌓이거나 위에서 분해되지 못한 음식물을 만성적으로 접촉할 경우 염증이 생기거나 파괴된다.

막 바리케이트는 보통 2~5일 내에 재생되지만 공격이 계속되면 완전히 파괴되어 영양 흡수 장애를 일으킨다. 이 결과 아토피나 ADHD · 천식 · 자폐증 · 복통 · 야뇨 · 변비 · 하혈 · 만성 피로 · 원인 불명의 발열 등의 증상이 나타날 수 있으며, 집중력 부족과 기억력 감퇴 등으로 이어질 수도 있다.

● 영양 흡수 장애의 증상

장 막의 바리케이트가 파괴되어 영양 흡수에 문제가 생기면 다음과 같은 증상들이 나타난다.

① 섭취한 음식물이 적절하게 흡수되지 못하고, 활동에 필요한 영양이 부족해지거나 균형이 무너져 만성 피로와 면역력 저하가 일어난다.

② 파괴된 구멍을 통해 제대로 소화되지 못한 음식물 덩어리와 유해 물질이 흡수되면 우리 몸은 이들 물질을 몸밖으로 배출하기 위해 항체를 만들어 낸다. 이는 결국 아토피성 피부염과 같은 음식물 알레르기의 원인이 된다.

③ 몸의 각 부분으로 미네랄을 운반하는 단백질이 손상을 입어 제대로 활동하지 못하게 됨으로써 미네랄 결핍증이 나타난다.

④ 장의 해독 작용이 원활하지 못해 해독되지 못한 화학 물질과 오염 물질, 유해 금속이 체내로 들어가면 과민 반응을 일으킨다. 이렇게 되면 간장의 부담이 증가하고 해독이 원활하게 이루어지지 않는다.

⑤ 뇌에 유해 물질이 고이면 기억력과 집중력이 떨어져 학습 능력이 저하된다.

⑥ 항생 물질이 위장 등의 소화기계의 세균과 진균류의 번식을 촉진하여 감염 위험이 높아진다. 특히 위산 분비가 적은 아이일수록 영양 흡수 장애가 일어나기 쉽다.

사실, LGS는 널리 알려진 증상은 아니다. 대부분의 사람들이 LGS를 처음 들어보았거나 들어봤다고 해도 자세한 증상에 대해서는 잘 모를 것이다.

하지만 지금까지 원인 불명으로만 생각했던 난치병이 '장의 바리케이트 파괴'라는 원인으로 설명 가능하고, 영양 요법으로 개선이 가능하다는 면에서 주목해야 한다.

영양 흡수 장애를 개선하기 위해서는 반드시 '위산 분비'를 고려해야 한다. 아무리 영양가가 높고 질 좋은 식사를 했다 하더라도 몸속에 들어가 흡수되지 않으면 아무 소용이 없기 때문이다.

섭취한 영양소가 장의 막 바리케이트 망을 통과하여 순조롭게 흡수되게 하기 위해서는 음식물을 가능한 한 잘게 분해해야 한다. 그러기 위해서는 음식물을 천천히 오래 씹어 먹는 습관과 적절한 위산 분비, 소화 효소가 필요하다. 희석한 사과나 레몬 즙을 식사하는 틈틈히 마시면 보충할 수 있다.

위산은 음식물을 보거나 상상하기만 해도 분비되기 시작하며, 음식을 실제로 입에 넣고 씹을 때 많이 분비된다. 위산이 정상적으로 분비되면 식후 약 1시간 내에 음식물이 분해된다. 그러나 위산 분비량이 적으면 위 속에 음식물이 남고, 그 음식이 담즙의 조절을 원활하지 못하게 하여 심하면 뇌 손상 등을 초래하기도 한다. 이처럼 위산 분비가 적으면 LGS가 되기 쉬우므로 영양 흡수 장애에 주의를 기울여 위산이 부족해지지 않도록 주의해야 한다.

위산을 보충하는 방법

- **염산의 작용**
  ① 펩신이 단백질을 분해하는 작용을 도와준다.
  ② 살균 작용을 통해 점액질을 보호해 준다.

- **생활 속에서 위산을 보충하는 방법**
  ① 레몬 즙과 사과 주스를 2~3배로 희석하여 식사하는 틈틈이 마신다.
  ② 식사 전에 페퍼민트 차를 마신다.
  ③ 식사하기 30분 전에 페퍼민트 껌을 씹는다.

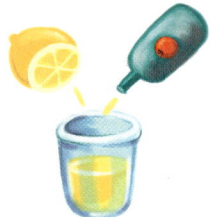

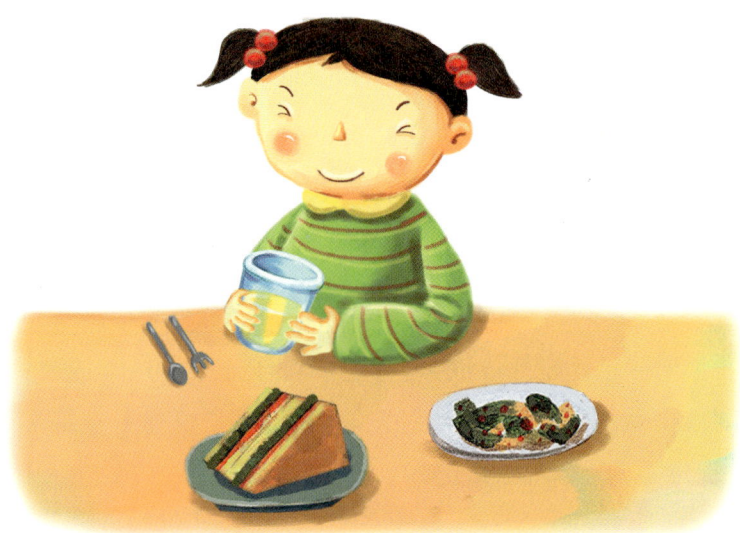

위산 분비를 도와주는 레몬 즙

● 위산 분비량 자가 진단법

우선 컵에 1스푼의 100% 레몬 과즙을 넣고 3배의 물을 부어 섞는다. 저녁 식사를 하면서 준비해 놓은 레몬 즙을 2~3회에 걸쳐 나눠 마신다. 식후 1~2시간 뒤에 위가 묵직하고 불편한 느낌이 들면 위산 분비가 충분하다고 볼 수 있다. 반대로 식후 1~2시간 뒤 평소에 비해 상쾌한 느낌이 들거나 공복감이 느껴진다면 위산 분비가 부족할 가능성이 있다.

이 방법을 통해 위산 분비가 부족하다고 나온 사람은 진단 시와 같은 상태로 3배로 희석한 레몬 즙을 식사 때마다 2~3회에 걸쳐 나눠 마시는 것이 좋다. 이렇게 하면 소화를 도와주어 음식물을 소화하고 분해하는 데 도움이 된다.

증가하는 아토피성 피부염의 원인도 LGS

● 참을 수 없는 가려움, 영유아의 적 아토피

아토피는 이제 더 이상 생소한 병이 아니다. 얼마 전에 발표된 결과에 의하면 신생아 5명 가운데 한 명꼴로 아토피성 피부염 증상이 있으며, 10명 가운데 한 명은 아토피로 고생하고 있다고 한다. 이렇게 계속해서 증가할 경우 신종 국민병으로까지 확대될 전망이다. 그러나 '환경병'이라는 막연한 추측 외에 아토피의 실체에 대해서는 거의 알려진 바가 없다.

과거에는 알레르기 체질이라고 해도 발병률은 20% 정도였지만 지금은 복합적인 요인들로 인해 많은 아이들에게서 아토피가 발병하고 있다. 발병률이 급증하는 것에 놀라움을 금치 못할 정도이다.

저자가 연구해 온 임상 영양학에 의하면 아토피와 알레르기도 LGS가 원인이 되어 발병한다고 볼 수 있다. 이유는 간단하다.

앞서 이야기했듯이 영양소를 체내로 흡수하는 것은 소장으로, 소장에는 영양 흡수의 관문격인 막의 바리케이트가 있어서 이상한 물질은 통과시키지 못하도록 항상 좁은 망을 둘러놓고 있다. 그 덕분에 흡수된 영양소가 에너지로 변환되어 에너지를 낼 수 있는 것이다. 그 막이 파괴되는 것이 LGS이다. 그러면 관문을 지키는 바리케이트가 없어졌기 때문에 원래는 막을 통과할 수 없었던 커다란 음식물 덩어리까지 혈액 속으로 흘러 들어오게 된다. 평소와는 달리 이물질이 들어오면 우리 몸은 당황하여 그것을 방어하기 위한 항체를 만들어 낸다. 그러면 매우 신경질적으로 변한 몸은 그다지 해롭지 않은 물질도 '적'으로 간주하여 많은 항체를 만들어 내는데, 그 결과 면역 기관에 이상이 발생해 아토피가 발병하는 것이다.

아토피는 심한 가려움을 동반하는 병이다. 손에 피가 베어 나오기도 하고, 쥐어뜯은 부분이 화농(化膿)이 되기도 한다. 이런 상태에서 다른 일에 집중할 수 없는 것은 물론 심할 경우 우울증이나 대인 기피증으로 이어질 수도 있다.

일단은 가려움 증상을 억제하는 것이 우선이다. 아토피 치료를 위해 많은 의사들이 스테로이드제를 처방하는데, 스테로이드제는 일시적인 효과는 있을지 모르지만 장기적으로 이용할 경우 오히려 나쁜 균이 번식하거나 가려움이 더 심해진다. 또한 스테로이드제는 한번 사용하면 계속 사용해야 한다는 단점이 있다. 물론 스테로이드제가 필요한 부분도 있기 때문에 완전 부정할 수는 없지만 사용할 경우에는 의사와 충분히 상의하는 것이 좋다.

가려움을 억제하기 위해서는 피부를 촉촉하게 유지하는 것이 중요하다. 음식물 섭취를 통해 보습을 유지하고 싶다면 베타카로틴(β-carotene)과 비타민 A를 많이 섭취하는 것이 좋다. 당근이나 고구마, 호박, 냉이, 시금치 등에 풍부한 베타카로틴은 과잉 섭취해도 부작용이 전혀 없는 데다 피부가 건조해지고 각질화되는 것을 막아 준다. 치즈, 당근, 시금치, 브로콜리 등에 풍부한 비타민 A는 스테로이드를 몸밖으로 배설해 준다.

몸을 촉촉하게 해 주는 호호바 오일

호호바 오일(Jojoba oil)은 뜨거운 사막에서 자라는 호호바 나무에서 추출한 식물성 오일로, 마사지와 미용에 가장 널리 이용되고 있다. 비타민과 미네랄이 풍부하고 항균 작용을 하는 성분이 들어 있어 건성·지성·습진·여드름·아토피 등 모든 피부 타입에 적합하며, 특히 민감하고 건조한 피부에 좋다. 식물성이기 때문에 피부 표피를 보호하고 윤기 있게 해 주며, 수분을 조절하며, 가려움을 진정시켜 주므로 아토피성 피부염을 앓고 있는 사람들에게 좋다.

꾸준히 증가하는 아토피성 피부염

　유아 아토피의 경우 10년 사이에 무려 2배나 증가했으며, 4세 이하 어린 아이와 초등학생 5명 중 1명이 아토피를 앓고 있다고 한다. 환자의 절반 정도가 천식을 함께 앓고 있어서 문제는 더욱 심각하다. 게다가 심한 가려움증을 동반하기 때문에 계속 긁게 되고, 이로 인해 피부가 손상되면 더욱 가려워지고, 심할 경우 화농(化膿)이 되는 악순환이 계속된다.
　최근 들어 환자가 꾸준히 증가하고 있는데, 그중에서도 10대와 20대의 증가율이 두드러져 이제는 유·소아만의 질환이라고 볼 수 없다. 만성 질환이므로 꾸준한 음식 관리와 피부를 촉촉하게 유지하는 것이 무엇보다 중요하다.

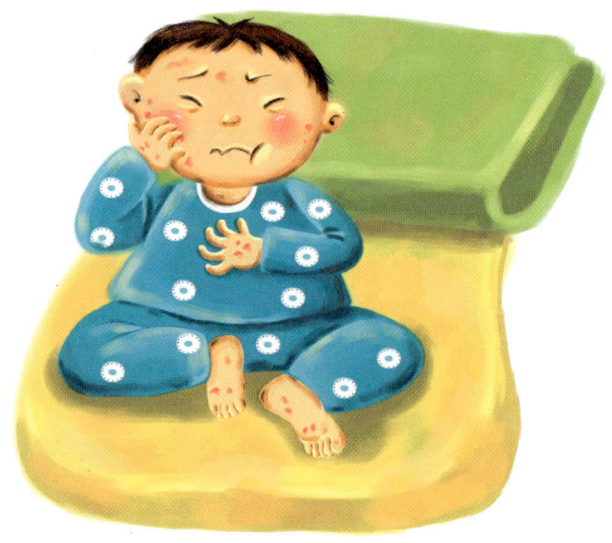

심한 가려움을 동반하는 아토피성 피부염

● 위산을 보충하면 아토피를 개선할 수 있다

아토피 증상이 있는 아이들은 LGS에 걸리는 경우가 많고, 위산 분비가 적은 것이 특징이다. 그러므로 음식을 오랫동안 씹고 레몬 물을 마시는 등 위산을 보충하여 소화와 분해는 물론 영양소가 잘 흡수되도록 하는 것이 중요하다. 무엇보다 막 바리케이트가 파괴되지 않도록 신경 쓰고, 회복을 위해 노력해야 할 것이다. 즉 장에서 혈액으로 알레르기를 유발하는 물질이 들어가지 못하도록 해야 한다.

아토피를 개선하기 위해서는 식사 요법이 중요하다. 알레르기를 일으키는 물질을 알고 있다면 그 음식을 먹지 않도록 하고, 같은 음식도 계속해서 먹지 않는 것이 좋다. 예를 들면 단백질의 경우 육류나 달걀 대신 현미나 콩을 섭취하는 것이다. 이와 함께 녹황색 채소와 비타민, 미네랄을 보충하는 데도 신경 써야 한다. LGS의 원인이 되기도 하는 칸디다균의 번식을 억제하기 위해 유산균과 비피더스균 등을 섭취하는 것도 중요하다.

소아 비만의 근본 원인은 뇌 알레르기

아이가 지나치게 살이 쪄서 걱정인 엄마는 대부분 음식에 기름과 당분을 적게 넣거나 운동을 시킴으로써 체중이 늘어나는 것을 관리하고 있을 것이다. 하지만 튀김과 단 음식을 좋아하는 아이들이 먹고 싶은 음식을 조절하기란 매우 힘든 일이다. 그 전에 더욱 근본적인,

사람이 살이 찌는 메커니즘을 생각해 보자.

살이 찌는 것 역시 LGS와 관련 있다. LGS로 장 막이 파괴되면 혈액 속으로 들어가서는 안 되는 단백질과 지방 분자가 들어간다. 그러면 우리 몸은 이들 물질을 이물질로 인식하여 저항하기 위한 항체를 만들어 내는데, 이렇게 면역 체계에 이상이 생기면 중추 신경에까지 그 영향이 미친다. 이러한 상태를 임상 영양학에서는 '뇌 알레르기'라고 부른다.

뇌 알레르기에 이르면 중추 신경에 있는 식욕을 조정하는 포만 신경에 이상이 생겨 과식을 야기하고, 결국에는 만성 비만에 이르게 만든다. 또한 LGS가 되면 분해 효소를 활성화하는 소화 효소인 '장 펩티다아제'의 분비도 저하된다.

장 펩티다아제는 지방 분해에 중요한 역할을 하는 리파아제(lipase)의 활성에도 관여하고 있는데, 리파아제의 활성이 억제되면 결과적으로 비만으로 연결된다고 할 수 있다. 우선은 LGS의 개선이 비만 해소의 해결책인 것이다.

어린이 탈모의 90%는 영양 흡수 장애가 원인

최근 들어 각종 스트레스와 환경 요인으로 인해 여성 탈모가 증가하는 것은 물론 초기 탈모 연령까지 낮아지고 있다. 성인의 탈모 원인이 환경과 스트레스 등 후천적 영향과 염색과 퍼머 등으로 인한 두피 손상이라면 어린이 탈모의 가장 큰 원인은 영양 흡수 장애에 있다고 볼 수 있다.

모발은 18종의 아미노산으로 구성된 90%의 케라틴(keratin)과 10%의 수분으로 이루어진다. 케라틴을 만들어 내는 것은 함유 아미노산인 시스테인(cysteine)으로, 영양 흡수 장애가 일어나면 이 성분이 충분히 흡수되지 못해 케라틴이 만들어지지 않는다.

모발을 만드는 데는 보론(boron, 물질대사를 원활하게 하여 여성 호르몬인 에스트로겐의 분비를 왕성하게 한다)과 아연이 필요하다. 미네랄은 단백질과 결합하여 장관 벽에서 흡수되는데, 영양 흡수 장애의 원인인 LGS 증세가 있으면 보론과 아연이 흡수되지 않고 탈모 증세가 나타난다. 게다가 혈액의 흐름도 막아 섭취한 영양소가 모발 끝까지 미치지 못하게 하기 때문에 머리카락의 힘이 없어지고 약해져 쉽게 빠진다.

아이가 받는 스트레스 역시 탈모에 영향을 끼친다. 어린 아이들은 스트레스를 받지 않을 것이라 생각하는 부모들이 많은데, 아이들도 스트레스를 받는다. 스트레스가 많으면 위에 통증이 오고 식욕이 저하되며, 위산 분비가 적어진다. 그러면 결과적으로 소화와 분해가 원활하게 이루어지지 않아 장의 막 바리케이트를 통과할 때까지 소화와 분해가 진행되지 못해 모발에 필요한 아미노산과 비오틴(biotin) 등이 결핍되어 탈모가 일어난다. 영양 흡수 장애를 막는 것이 탈모를 예방하는 가장 효과적인 방법인 것이다.

위장을 튼튼하게 하여 영양 흡수 장애를 막는 7가지 방법

❶ 음식은 20회 이상 꼭꼭 씹어 먹는다

음식물의 소화와 분해는 맛있는 것을 보거나 냄새를 맡는 순간부터 시작된다. 맛있는 음식과 그 냄새에 자연스럽게 입에 침이 고인 경험이 있을 것이다. 이는 우리가 그 음식의 맛을 머릿속에 기억하고 있기 때문이다.

입속에 들어간 음식물은 타액과 섞여 씹히는 과정에서 최초의 분해가 시작된다. 이때 타액에 포함되어 있는 '프티알린(ptyalin)'이라는 효소에 의해 탄수화물의 일부가 분해된다. 프티알린은 동물의 침 속에 들어 있는 아밀라아제의 하나로, 전분을 분해하여 덱스트린(dextrin)과 맥아당으로 만드는 역할을 한다.

옛날 사람들은 한 끼의 식사를 할 때 40분이나 되는 시간에 걸쳐 약 2,000번을 씹어 삼켰다고 한다. 그러나 지금 우리의 식사 시간은 겨우 10~20분이고, 씹는 횟수 역시 많아야 500번으로 과거의 1/4 수준으로 눈에 띄게 감소했다. 부드러운 음식을 많이 섭취하게 되면서 치아 형태가 달라지고, 씹는 횟수가 줄어들면서 턱의 형태도 작아졌다. 그렇다면 저작(詛嚼), 즉 '씹는' 것의 효과는 무엇일까?

우선 타액과 음식물이 만났을 때 위에서의 소화 활동을 돕는다. 또한 턱을 많이 움직이면 뇌의 신경이 자극을 받아 신경 전달 물질이 활발하게 움직인다. 그래서 음식을 많이 씹으면 씹을수록 머리가 좋아진다고 하는 것이다. 최소한 한번 입에 들어간 음식은 20회 이상 씹을 것. 확실하게 씹어 삼키는 것만으로도 머리는 물론 손발 구석구석의 세포가 활성화된다.

이와 반대로 음식을 충분히 씹지 않고 삼키거나 부드러운 음식이라는 이유로 안심하고 삼켜 버리면 기력과 지력이 떨어진다. 특히 시험이나 자격증 취득을 앞두고 있다면 음식을 최소한 20회 이상 씹어 삼키는 습관을 들이는 것이 좋을 것이다. 육류보다 식물섬유가 풍부해 건강에도 좋고 씹는 맛을 즐길 수 있는 채소류를 많이 섭취할 것을 권한다.

독소를 분해해 주는 타액의 효과

우리 몸속에서 독소를 분해해 주는 타액(唾液), 즉 침은 크게 자연적으로 나오는 '무자극 타액'과 음식으로 인한 '자극 타액'으로 나뉜다. 그중에서도 자극 타액은 우리가 먹어 보고 좋아하는 음식, 예를 들어 사과를 생각하거나 보는 것만으로 입에 저절로 입에 고이는 침을 말한다.

자극 타액에는 소화 효소를 비롯하여 다양한 효소와 비타민, 미네랄이 함유되어 있으며, 세균을 죽이거나 바이러스에 대항하는 성분이 들어 있다. 그래서 음식을 꼭꼭 잘 씹어 먹는 것만으로도 몸속에 들어 있는 독을 몸밖으로 배추출할 수 있다.

유해 물질에 대한 위험성이 높아지고 있는 지금, 밥을 처음 먹기 시작하는 유아기 때부터 음식을 잘 씹는 습관을 들이게 해 주는 것이 중요하다.

❷ 식사하는 틈틈이 3배로 희석한 레몬 즙을 마신다

위산은 위액에 포함되어 있는 시큼한 액으로, 소화 이외에도 우리 몸에 있는 해로운 균을 죽이는 역할을 한다. 레몬 즙은 위산만큼 강력한 산성은 아니지만 음식물의 분해를 도와준다. 가족을 위해 좋은 음식 재료를 준비해 정성을 담아 만든 음식이라도 소화와 분해가 어려우면 그 속에 들어 있는 영양소가 소용없거나 기억력과 집중력 향상에 도움이 되지 않는다. 이럴 때는 3배로 희석한 레몬 즙을 마셔 위산을 보충하면 된다.

위산의 분비는 아세틸콜린(acetylcholine)과 가스트린(gastrin), 그리고 히스타민(histamine)이라는 3가지 물질에 의해 조절된다. 아세틸콜린은 신경 전달 물질로, 보는 것만으로도 위산 분비를 촉진하고, 가스트린은 위벽 세포를 자극하여 위산과 히스타민을 분비시킨다. 히스타민 역시 위벽의 세포를 자극하여 위산을 분비하게 한다. 단백질의 분해에는 펩신(pepsin)이라는 효소가 작용한다. 펩신은 펩시노겐(pepsinogen)이 위 속에서 변화한 것으로, 위산의 pH가 5 이상일 때는 펩신으로 변화하지 않는다. 이 때문에 단백질 분해에 지장을 초래하기도 한다. 상큼한 레몬 즙으로 식욕도 돋구고, 위산 즙도 보충하는 일석이조의 효과를 얻을 수 있을 것이다.

❸ 항생제 사용을 줄인다

마이신(mycin)이라고도 불리는 항생제(抗生劑, antibiotics)는 우리 몸에 해로운 바이러스와 박테리아를 제거하는 동시에 장 속에 있는 유익한 균도 없애 버리는 상반된 역할을 한다. 죽어 버린 유익균이 정상적인 상태로 되돌아오는 데는 3개월 정도가 걸린다. 그러나 장 내부 환경이 나빠지면 막 바리케이트가 상처를 입기 쉽고, 소화와 흡수에도 좋지 않은 영향을 끼친다.

얼마 전에는 정부가 감기약에 항생제를 많이 쓰는 병·의원의 명단을 공개하여 사회적으로 큰 물의를 빚기도 했다. 항생제를 계속해서 사용하면 병균에도 내성이 생겨 더욱 효과가 강한 것을 원하게 되기 때문이다.

항생제는 독하기 때문에 계속해서 복용할 경우 속이 불편하거나 위가 쓰린 증상이 나타나며, 일시적으로 피로와 설사, 구토, 피부 발진을 일으킨다. 또한 많은 양을 복용할 경우 간이나 신장 기능에 문제가 생기기도 한다. 그러므로 소변량이 줄어들거나 눈의 흰자위 색깔이 노랗게 변하면 바로 사용을 금해야 한다.

아직 장기가 완전히 발달되어 있지 않은 어린 아이는 더욱 조심해야 한다. 바이러스와 세균으로부터 몸을 보호하는 면역력이 높아진다는 점을 고려해 가벼운 감기에는 항생제를 주지 않는 것이 좋다. 사과산·구연산·비타민 C가 풍부한 모과나 얇게 썬 배에 꿀을 넣고 달인 즙, 가래가 끓을 때 효과적인 파인애플, 무와 꿀의 항균 작용과 살균 효과를 동시에 볼 수 있는 무꿀즙 등 어린 아이들도 맛있게 먹을 수 있는 민간 처방 요법을 이용할 것을 권한다.

❹ 커피보다는 차를 마신다

카페인은 아이의 신경을 필요 이상으로 자극한다. 흥분을 유발하고 잠이 오는 것을 막아 주기 때문에 수험생에게는 좋다고 생각할 수도 있는데, 그것은 착각이다. 아직 신경 조직이 발달하고 있는 아이들에게 카페인은 '독(毒)'이라 해도 과언이 아니다. 수면 패턴을 변화시켜 만성 수면 장애를 일으키거나 운동 신경을 둔하게 만들고, 중독성이 강하기 때문이다.

특히 카페인을 과다 복용할 경우 중추 신경 흥분에 따른 신경 과민과 이뇨 과잉, 근육 경련, 위장 장애, 빈맥·부정맥 등의 증상이 나타날 수 있다. 한 마디로 성장기에 카페인을 과다 복용하면 정상적인 성장에 방해를 받는다.

특히 커피에 들어 있는 카페인은 클로로겐산(chlorogenic acid)으로, 카테킨(catechin)과 테아닌(theanine) 성분이 함유되어 있지 않아서 우리 몸에 들어와 강한 자극을 준다. 반면 차(茶)에는 커피에 들어 있지 않은 카테킨류와 테아닌 성분이 함유되어 있어서 카페인과 결합한 상태로 존재하기 때문에 카페인의 활성을 억제해 준다. 녹차나 유자차, 감나무 잎차 등에는 비타민 C가 풍부하여 감기를 예방하는 데 매우 효과적이다.

졸음을 쫓거나 기분 전환을 위해 습관적으로 커피를 마시는 경우가 많은데, 커피보다는 차를 마시는 것이 정신을 맑게 하고 피로를 푸는 데 효과적이라는 것을 기억해 두자.

❺ 우유와 유제품 등 알레르기 유발 식품의 섭취를 줄인다

알레르기는 전 국민의 10~20%에서 발병할 만큼 흔한 질환으로, 몸속에 들어온 이물질에 대항하여 면역 글로불린(IgE)이 계속 생성되어 발병한다. 금속, 식품, 온도, 각종 화학 물질뿐만 아니라 약재와 약품 등 여러 가지 요인에 의해 발생한다. 환경 오염과 생활 양식의 변화, 스트레스 등이 주요 원인으로 꼽히지만 그중에서도 식생활의 변화를 가장 큰 원인으로 꼽을 수 있다.

특히 최근 들어 서구식 식생활의 영향과 간편한 것을 선호하는 경향이 강해지면서 알레르기 질환을 앓고 있는 사람도 증가하고 있다.

그중에서도 '우유·달걀·대두'는 3대 알레르기 식품으로 불릴 만큼 흔한 알레르기 유발 식품이다. 닭고기와 고등어, 새우, 귤, 땅콩, 메밀 등도 비교적 알레르기를 자주 유발한다고 알려져 있다. 그러므로 이들 식품을 섭취할 때는 세심한 주의가 필요하다.

닭고기나 달걀 대두 등은 속까지 완전히 익혀 섭취하도록 하고, 채소는 살짝 데쳐서 알레르기 유발 성분이 물에 빠져나오도록 해야 한다. 그러나 지나치게 오래 익힐 경우 수용성 비타민과 각종 영양소가 파괴될 수 있으므로 주의가 필요하다.

특히 우유의 카세인은 아이의 알레르기의 원인이 되거나 신경 계통에 지장을 준다고 알려져 있으므로 우유 섭취는 가능하면 줄이는 것이 좋다. 이와 함께 식단 조절을 통해 알레르기를 유발하는 식품이 자주 중복되지 않도록 해야 한다.

❻ 오염되지 않은 음식물과 음료수를 섭취한다

음식물을 섭취하거나 음료수를 마실 때는 세균에 의해 부패되거나 오염된 것은 반드시 피해야 한다. 착색료와 산화 방지제, 보존료, 방부제, 표백제, 인공 향료 등 화학 식품 첨가물이 들어간 음식물과 음료수도 장 막에 상처를 입혀 LGS의 원인이 되므로 성분을 꼼꼼히 확인하여 첨가물이 전혀 들어 있지 않거나 가능하면 덜 첨가되어 있는 것을 골라야 한다.

첨가물에 대한 위험을 줄일 수 있는 가장 좋은 방법은 제철에 나온 천연 재료로 만든 것을 선택하고, 제품의 유통 기한과 성분을 반드시 확인하는 습관을 들이는 것이다. 캔 음료 대신 깨끗한 물을 마시는 습관을 들이는 것도 좋은 방법이다.

그러나 한 가지 주의할 것은 무가당·무설탕 제품에 대한 엄마들의 잘못된 생각이다. 흔히들 '무가당' 또는 '무설탕'이라고 표기된 제품에는 당이 들어 있지 않으므로 안전하다고 생각하는 경우가 많은데, 이는 단지 제품을 제조하는 과정에서 당을 추가로 첨가하지 않았다는 것일 뿐 원래 식품 자체가 가지고 있는 당의 양까지는 포함하지 않은 수치이다. 그러므로 무가당·무설탕이라고 해서 당이 전혀 들어 있지 않다고 생각해서는 안 된다.

무가당·무설탕 제품이라고 해도 마음껏 먹게 하지 말고, 습관적으로 섭취하지 않도록 주의를 기울여야 한다.

❼ 정제 · 정백된 식품의 섭취를 피한다

정백과 정제는 식품을 화학적인 방법으로 표백 또는 가공하여 먹기 좋은 상태로 만드는 것을 말한다. 문제는 먹기에는 좋은 반면 우리 몸에는 좋지 않다는 것이다. 정백 · 정제되는 과정에서 식품 표면에 붙어 있는 효과적인 영양 성분들이 파괴되거나 떨어져 나가기 때문이다.

그래서 씨눈과 속껍질이 모두 제거된 상태인 흰쌀만 섭취할 경우 우리 몸에 효과적인 미네랄을 섭취할 수 없을 뿐만 아니라 몸이 산성으로 변한다. 몸이 산성 체질로 변하면 신경질적인 행동을 보이는 등

생활 속에서 실천하는 해독(解毒)의 기술

① 장(腸)의 작용을 정상적으로 유지한다.
② 비뚤어지거나 잘못된 자세를 교정한다.
③ 걷기나 스트레칭 등의 가벼운 운동을 한다.
④ 복식 호흡 등의 깊은 호흡을 한다.
⑤ 여유로운 마음으로 마사지나 목욕을 한다.
⑥ 수분을 충분히 섭취한다.
⑦ 걱정 근심을 잊고 숙면을 취한다.
⑧ 전자파를 차단해 주는 제품을 이용한다.
⑨ 자외선을 쏘이지 않는다. 자외선 차단 크림 필수.
⑩ 천연 섬유로 만든 옷을 입는다.

여러 가지 좋지 않은 증상이 나타난다.

우리가 일상적으로 섭취하고 있는 흰밀가루와 흰설탕도 마찬가지이다. 이들 식품은 한 끼 식사를 대체할 만큼 열량은 높을지 모르지만 몸을 유지하는 데 반드시 필요한 섬유소와 미량 영양소는 거의 들어 있지 않기 때문이다. 특히 대부분의 정제한 식품에는 암세포가 좋아하는 성분이 들어 있다고 한다.

게다가 정백된 쌀, 보리, 설탕, 소금, 케이크, 쿠키, 청량 음료, 빵 등은 LGS를 유발하는 대표적인 식품으로 알려져 있다. 정제·정백된 식품에는 장 막을 만드는 데 필요한 영양소인 아미노산(특히 시스테인)이 포함되어 있지 않기 때문이다. 빵을 부풀리는 데 이용되는 이스트균과 칸디다균 역시 LGS의 원인이 된다.

이제부터는 빵과 청량 음료 등의 가공 식품 섭취를 줄이고 영양뿐만 아니라 씹는 효과까지 맛볼 수 있는 현미밥과 천연 식품의 섭취를 늘릴 것을 권한다.

| 아이의 능력 향상을 방해하는 요소들 |

영양소의 잘못된 조합이 문제

무분별한 탄수화물의 섭취는 효과가 없다

 운동하는 것을 좋아하고 잘하는 아이는 집에서나 학교에서나 인기가 많다. 눈에 띄게 얼굴 표정이 밝고 늘 활기 넘치며, 언제나 자신감에 차 있다. '하지만 우리 아이는…….' 하는 생각에 시무룩해지는가?

 운동 능력은 결코 선천적인 것만은 아니다. 엄마가 노력하는 만큼, 또 계발해 주는 만큼 얼마든지 내 아이도 몸과 마음이 모두 건강한 아이가 될 수 있다. 그러기 위해서는 식사 내용과 시간을 바꿔야 한다. 밥 먹는 것을 싫어하는 아이는 몸과 마음이 튼튼할 수 없기 때문이다. 운동을 하기 위해서는 많은 에너지가 필요하다. 차를 움직이는 데 가솔린이 있어야 하는 것과 같은 이치이다. 그 에너지의 기본이 되는 것이 바로 탄수화물과 지방이다.

기본적으로는 혈액 속의 글루코오스(glucose)가 에너지원으로 이용되고, 다음으로 근육에 축적된 글리코겐이 출동한다. 지방이 글루코오스로 변해 에너지로 사용되는 것은 그 다음이다. 이 시간차를 정확히 기억해 두어 효율적으로 탄수화물을 보충해 주면 몸은 물론 마음까지 건강한 아이로 만들 수 있다.

운동 능력을 향상시키기 위해서는 지구력·순발력·집중력을 키우는 것이 필요한데, 어디에 주력하느냐에 따라 탄수화물을 섭취하는 방법이 달라진다. 탄수화물 가운데서도 소화와 흡수가 빠른 것과 느린 것이 있기 때문이다.

흡수가 빠른 것은 단일 포도당이나 과당 등으로, 이들 탄수화물은 순발력을 높이고 싶을 때 섭취하면 좋다. 반면 스태미나를 꾸준히 유지하는 것이 목적이라면 혈당치를 가능하면 일정하게 유지해 주어야 한다. 글루코오스의 혈중 농도를 지속적으로 유지하기 위해서는 소화와 흡수가 느린 복합 탄수화물을 섭취해야 한다. GI 수치, 즉 식후에 혈당이 상승하는 속도가 낮은 식품을 선택하면 되는데, 이때도 주의가 필요하다.

혈당치를 높이는 방법은 사람마다 차이가 있다. 한 사람 한 사람의 GI 수치를 기본으로 그에 적당한 음식을 선택하지 않으면 의미가 없다는 것이다. 그러나 이것은 심한 당뇨병을 앓고 있는 경우의 식사 요법이 아니므로 대략적인 판단으로 GI 수치를 활용하는 것이 좋다. 66~67쪽에 나오는 표를 참고로 식사에 활용할 것을 권한다.

운동하기 3시간 전에 에너지를 보충하면 파워 업

　청소년 야구 코치의 이야기를 들어보면 아침을 먹지 않은 아이는 힘이 없다는 것을 금방 알 수 있다고 한다. 몸속에 에너지원이 들어 있지 않으니 당연하다. 하지만 아침 식사도 언제 하느냐에 따라 운동 능력에 큰 영향을 준다.

　밥을 먹기 가장 좋은 시간은 '운동하기 3시간 전'이다. 그러므로 시합이 오전 11시에 있다면 3시간 전인 아침 8시에는 식사를 통해 확실하게 탄수화물을 보충해 줄 필요가 있다. 탄수화물이 소화·분해 되어 힘을 발휘하는 데는 적어도 3시간이 걸리기 때문이다.

　중요한 경기나 시합이 예정되어 있다면 이제는 시작 시간에 맞추어 밥을 먹어 보라. 그러면 경기가 시작되는 순간부터 힘이 솟아나 경기 중에는 물론 시합이 끝나는 마지막까지 파워 넘치는 모습을 유지할 수 있을 것이다.

　그리고 시합 후 1시간 내에 다시 한번 피로 회복을 위해 글리코겐을 보충해 주어야 한다. 단백질이나 지방 중심의 식사만으로는 근육의 피로를 풀어 주는 탄수화물이 부족하기 때문이다 이렇게 글리코겐을 보충해 주는 것을 '글리코겐 로딩(glicogen loading)'이라고 한다. 글리코겐을 보충할 때는 단맛이 나는 음식을 한꺼번에 많이 섭취하기보다는 천천히 몸에 흡수될 수 있도록 해야 한다는 점을 명심해야 한다.

주요 식품의 GI 수치

채소류 (뿌리 채소 포함)

식품	GI
시금치	15
콩나물	22
오이	23
양상추	23
셀러리	24
곤약	24
가지	25
쑥갓	25
피망	26
양배추	26
부추	26
풋고추	26
생강	27
새송이	28
양파	30
연근	38
우엉	45
마늘	49
고구마	55
밤	60
호박	65
옥수수	75
당근	80
감자	90

콩류 및 해조류

식품	GI
우뭇가사리	12
한천	12
파래	15
미역	16
김	17
다시마	19
두유	25
된장(청국장)	33
콩	33
비지	35
팥	45
완두콩	45

육류·어패류

식품	GI
오징어	40
대구	40
고등어	40
꽁치	40
마른 멸치	40
장어구이	43
바지락	44
닭(오리)고기	45
굴	45
돼지고기	46
쇠고기	49

곡류 및 빵류, 면류

식품	GI
현미죽	47
보리	50
통밀빵	50
메밀국수	54
호밀빵	55
흰죽	57
파스타	65
라면	73
롤빵	83
정백미	84
우동	85
식빵	91
바게트	93

조미료	
식초	3
겨자	10
간장	11
마요네즈	15
고추냉이	44
카레	49
후추	73

과일류	
딸기	29
자몽	31
배	32
귤	33
자두	34
키위	35
사과	36
감	37
복숭아	41
망고	49
포도	50
바나나	55
파인애플	65

우유 및 유제품	
우유	25
플레인 요구르트	26
저지방 우유	26
달걀	30
버터	30
크림 치즈	33
생크림	39
아이스크림	65
연유	82

과자 및 음료	
녹차	10
홍차	10
천연 과즙	42
젤리	46
코코아	47
감자칩	60
카스텔라	69
쿠키	77
도넛	86
캐러멜	86
찹쌀떡	88
초콜릿	90
흰설탕	109
맥아당	105

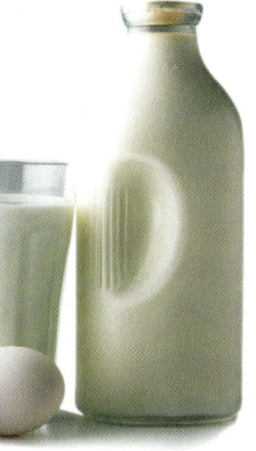
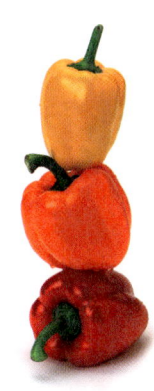

※ GI 수치가 60 이상을 넘지 않는 식품을 섭취하거나 양을 줄여야만 혈당이 상승하는 것을 막을 수 있다.

구연산이 풍부한 식품이 피로를 풀어 준다

영양소를 적절하게 섭취하면 운동 능력이 향상된다. 하지만 섭취한 영양소가 확실하게 흡수되어 몸속에서 원활하게 활동해야만 효과를 볼 수 있다. 비타민과 미네랄 역시 적은 양이라고 해도 맡은 바 역할을 다하지 않으면 우리 몸이 제대로 기능할 수 없다. 특히 영양 흡수 장애가 원인인 경우에는 더욱 주의해야 한다. 소장의 막 바리케이트가 손상을 입지 않고 건강한 상태를 유지할 수 있게 하는 것이 가장 중요하다.

장의 막 바리케이트를 건강하게 유지하기 위해서는 오염된 음식물이나 유독 물질이 장으로 들어가지 않도록 함으로써 흡수된 영양소가 상승 효과를 발휘하게 해야 한다.

특히 엄마들은 운동 후에 아이가 피곤해하는 것에 신경을 쓴다. 몸에 피로가 쌓이면 위장의 소화·분해 능력이 저하되어 영양소의 흡수에도 영향을 끼치기 때문이다.

피곤한 증상을 푸는 데는 구연산이 효과적인데, 우리 몸의 피로 물질인 젖산(유산)을 분해하여 몸밖으로 배출해 주는 작용을 하기 때문이다. 매실이나 사과, 귤 등 구연산이 풍부한 식품을 차로 만들어 마시거나 후식으로 섭취할 것을 권한다. 구연산이 피로를 풀어 주는 원리에 대해서는 뒤에서 자세히 설명할 것이다.

지구력을 높이는 방법

❶ 탄수화물 + 구연산 + 아미노산이 필수

탄수화물 + 구연산 + 아미노산은 에너지원은 물론 복합 탄수화물로도 이용된다. 혈당치를 일정한 수준으로 유지하고, 흡수가 느린 복합 탄수화물을 섭취해야 한다. 비타민과 미네랄, 식물섬유 등이 풍부한 현미 등의 정백하지 않은 곡류를 섭취하는 것이 좋다.

❷ 피로가 쌓이지 않게 하는 것이 우선

지구력을 높이기 위해서는 탄수화물과 구연산을 함께 섭취하여 피로가 쌓이지 않도록 해야 한다. 3배로 희석한 레몬 즙은 아이의 아침 식사로도 추천할 만하다. 구연산은 글리코겐의 합성에도 도움을 주므로 시합 1시간 전에 섭취하게 하면 좋다.

❸ 아미노산 보충도 효과적

아미노산 가운데는 근육 내에서 직접 분해와 합성을 통해 지구력을 높이는 데 최적인 아미노산이 있다. 필수 아미노산인 발린(valine)과 류신(Ieucine), 이소류신(isoleucine)으로, 근력과 스태미나를 향상하고 피로를 푸는 데 매우 좋다. 아르기닌(arginine)과 트립토판(tryptophan), 칼니친도 효과적이다. 이들 아미노산은 육류와 어류, 쌀, 콩에 다량 함유되어 있다.

순발력을 높이는 방법

❶ 흡수가 빠른 과당을 섭취

단거리를 달리거나 점프를 할 때는 순발력이 필요하기 때문에 혈당 수치를 단숨에 상승시켜 순간적으로 힘을 발휘해야 한다. 이때는 흡수가 빠른 프룩토오스류를 섭취하는 것이 효과적이다. 프룩토오스는 과당(果糖)을 말한다. 다른 당과 결합하지 않은 단당류(單糖類)이기 때문에 흡수가 빠르다. 단맛이 강하며, 사과나 토마토, 벌꿀과 과일에 많이 풍부하다.

❷ 근육을 강화해 주는 아르기닌

순발력을 향상시키기 위해서는 근육을 강화하는 것이 필수이다. 근육 조직을 강화해 주는 아르기닌은 육류와 현미, 견과류에 다량 함유되어 있다.

❸ 크롬·칼륨·바나지움도 효과적

당을 에너지로 효율적으로 변환하기 위해서는 크롬·바나지움·칼륨 등의 미네랄도 필요하다. 특히 바나나에는 바나지움과 칼륨이 풍부해서 운동에 도움이 될 뿐만 아니라 에너지를 내는 데도 도움을 준다. 크롬이 풍부한 브로콜리와 칼륨이 풍부한 오렌지, 자두, 토마토 자두 등도 좋다.

집중력을 높이는 방법

● 두뇌의 힘을 단숨에 방출해 주는 트립토판

운동으로 자신이 가지고 있는 힘을 발휘할 수 있느냐 없느냐는 집중력(集中力)에 달려 있다. 집중력은 정신력을 필요로 하는 데다 자신을 컨트롤하지 않으면 안 되기 때문이다. 지금까지 설명해 온 영양 흡수 장애야말로 아이들의 집중력을 방해하고, 정신 건강을 해치는 가장 큰 요인이다. 그렇기 때문에 유해 물질을 몸밖으로 배출함으로써 신경을 안정적으로 유지하는 것이 중요하다.

비타민과 미네랄의 보충도 필요하다. 특히 비타민 B군과 코발트를 추천한다. 코발트는 비타민 B_{12}를 만드는 데 반드시 필요한 미네랄로, 소량이긴 하지만 고기와 채소에 포함되어 있다.

두뇌의 힘을 단숨에 방출하여 집중력을 향상시키는 트립토판의 섭취에도 신경 써야 한다. 쌀에 부족한 리신과 트립토판을 콩이 보충해 주고, 콩에 부족한 함황 아미노산을 쌀이 보충해 주는 현미콩밥을 주식으로 섭취할 것을 권한다.

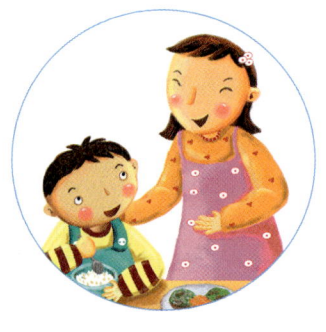

제2장

기억력과 집중력을
향상시키는 방법

| 기억력과 집중력을 향상시키는 방법 |

아이를 해치는 잘못된 건강 상식

영양 상식을 제대로 알고 있는지 점검해 보자.

식품 상식 확인표

1	머리가 좋아지게 하는 DHA를 섭취하기 위해서는 생선을 많이 먹어야 한다.	Yes / No
2	뼈와 이를 만드는 칼슘을 보충하는 데는 우유가 가장 좋다.	Yes / No
3	작은 생선을 섭취하고 있으므로 칼슘 보충은 충분하다.	Yes / No
4	당질은 살이 찌므로 가능하면 섭취하지 않는다.	Yes / No
5	성장기에 있는 아이에게는 고기를 충분히 먹인다.	Yes / No

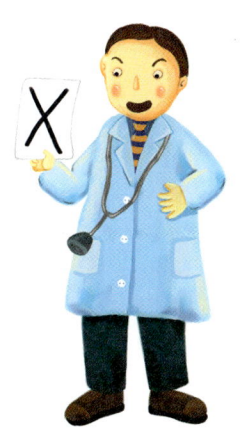

6	현미는 딱딱해서 소화가 잘 안 되므로 아이들에게는 적당하지 않다.	Yes / No
7	위장이 파괴되지 않도록 하기 위해 부드러운 음식을 먹는다.	Yes / No
8	피로를 풀기 위해서는 항상 단 과자를 준다.	Yes / No
9	졸음을 쫓고 머리를 맑게 하기 위해 커피를 마신다.	Yes / No
10	밤에 늦게 자므로 아침 식사보다는 수면이 중요하다.	Yes / No

| 1 | 머리가 좋아지게 하는 DHA를 섭취하기 위해서는 생선을 많이 먹어야 한다 · [No]

● 슈퍼에서 판매되는 양식어에는 DHA와 EPA가 거의 들어 있지 않다

DHA(도코사헥사엔산, Docosahexaenoic acid)는 필수 지방산의 하나로, 우리 몸에 반드시 필요한 성분이다. 뇌를 구성하는 지방의 10% 정도를 차지하지만 혈액의 흐름을 개선하거나 기억하는 데 없어서는 안 되는 신경 전달 물질의 생성을 촉진하기 때문에 '뇌내 활성 지방'이라고도 불린다. 즉 뇌세포막을 만들어 주어 두뇌 발달을 돕는 것이다. 동물 실험을 통해서도 판단력과 집중력 향상에 효과가 있음이 확인되었다.

잘 알려져 있듯이 참치, 삼치, 전갱이, 고등어, 정어리, 꽁치 등의 등 푸른 생선에 풍부하다. 하지만 우리 몸에서는 합성되지 않기 때문에 식품을 통해 섭취해야만 한다.

EPA(에이코사펜타엔산, Eicosapentaenoic acid)도 DHA와 같은 불포화 지방산의 일종으로, 등 푸른 생선에 풍부하다. 생선과 바다 동물을 주식으로 삼아 온 에스키모 인들이 심근경색과 혈전증에 의한 생활 습관병에 잘 걸리지 않는다는 의문에서 EPA에 대한 본격적인 연구가 시작되었다. 그 결과 EPA가 혈중 콜레스테롤 함량을 낮춰 주고, 혈전이 형성되는 것을 억제하여 혈액의 흐름과 심장 관련 질병에 효과를 발휘한다는 사실이 확인되었다. DHA와 마찬가지로 두뇌력 향상과 계발에 효과가 있다.

하지만 슈퍼에서 판매되는 양식어에는 DHA와 EPA가 거의 들어 있지 않다. DHA와 EPA는 해양 식물인 플랑크톤이 생산하는데, 동물성 플랑크톤이 식물 플랑크톤을 먹고, 생선이 동물성 플랑크톤을 먹고, 인간이 생선을 먹는 먹이 사슬을 거쳐 우리 몸에 존재하게 된다. 그런데 슈퍼에 진열되어 있는 제품들은 대부분 폐쇄된 좁은 공간에서 자란 양식어인 까닭에 이들 성분이 거의 들어 있지 않다.

또 한 가지! 마구잡이로 생선을 섭취한다고 해서 DHA와 EPA를 많이 섭취할 수 있는 것은 아니다. 오히려 오염된 바다의 해로운 성분을 섭취하게 되거나 먹이 사슬을 거치는 과정에서 수은이 대형 회유어에 축적될 수 있다.

그러므로 가능하면 통조림 참치는 아이들에게 먹이지 말아야 한다. 굳이 먹이고 싶다면 정어리나 고등어를 선택할 것을 권한다. 양식이 어렵거나 제철에 잡은 신선한 생선을 선택하는 것이 가장 좋은 방법이다.

| 2 | 뼈와 이를 만드는 칼슘을 보충하는 데는 우유가 가장 좋다
[No]

● 뼈가 잘 부러지는 증상은 칼슘만으로는 개선되지 않는다

약한 뼈는 칼슘만으로는 개선되지 않는다. '뼈에는 칼슘'이라는 생각이 오랫동안 상식처럼 인식되어 왔다. 그렇다면 우리는 뼈와 칼슘

의 관계에 대해 지금까지 제대로 알고 있었을까?

최근 들어 골절(骨折)이 자주 일어나는 아이들이 증가하고 있다. 이 역시 부적당한 식생활과 운동 부족이 원인으로 추정된다. 골다공증(骨多孔症)은 뼈가 잘 부러지고 속이 비어 있는 상태를 말한다. 지금까지는 칼슘 부족이 원인으로 생각되어 칼슘을 충분히 보충해야만 증상이 개선된다고 믿어 왔지만 이것은 잘못 알고 있는 상식이다. 뼈에 칼슘이 부족해서 일어나는 병은 골연화증(骨軟化症)이다. 골다공증은 칼슘 부족만으로 생기는 병이 아니라 뼈의 기질, 즉 뼈 조직이 붕괴되어 있는 상태를 말한다.

뼈 조직은 건물을 세우는 것과 비슷하다. 건물을 지을 때 철근으로 만든 기초 골격이 튼튼해야만 콘크리트를 씌운 뒤에도 건물이 견고한 것과 같은 이치이다.

골격은 선유성(線維性) 단백질과 미네랄로 구성되어 있다. 그런데 골다공증은 골격이 붕괴되어 있는 상태이기 때문에 단순히 칼슘만 보충한다고 해서 증세가 사라지지 않는다. 그보다는 단백질과 미네랄을 효과적으로 보충해야 한다. 그중에서도 특히 마그네슘, 스트론튬, 망간, 구리, 셀렌, 요오드, 규소, 인 등의 미네랄을 보충하는 것이 중요하다.

미국에서 골다공증 환자에게 칼슘 투여량을 반으로 줄이고 이들 미네랄을 추가 투여한 결과 골밀도가 한층 상승했다고 한다. 저자의 연구소에서도 골다공증 기미가 있어 매일 1,000mg씩의 칼슘을 섭취하고 있는 남녀 23명을 대상으로 손톱을 검사해 본 결과 20명의 골밀도가 개선되었다. 이 결과만 보더라도 뼈는 칼슘만으로 형성되지 않는다는 것을 알 수 있다. 미네랄과 단백질의 효율적인 섭취가 무엇보다 중요하다는 것을 기억하자.

● 우유는 백해무익, 뇌의 측두엽을 저하시킨다

우유와 유제품은 오랫동안 건강을 유지하는 데 귀중한 식품으로 인식되어 왔다. 이 확고한 상식에 반기를 드는 것은 쉬운 일이 아니다. 하지만 앞에서도 밝혔듯이 우유는 아이들에게 좋지 않은 영향을 더 많이 끼친다.

우유 단백질의 80%는 카세인(casein)이다. 카세인은 동물 젖의 주성분인 단백질로, 모든 필수 아미노산이 들어 있어 영양가가 높고, 영양제와 주사제, 접착제 등의 원료로 다양하게 이용되고 있다.

모유(母乳)에도 카세인이 함유되어 있는데, 이것은 유아의 위장에서도 소화되기 쉬운 종류이다. 그래서 엄마들에게 가능하면 모유 수유를 권장하는 것이다.

반면 우유의 카세인은 위(胃)를 4개나 가지고 있는 송아지나 소화가 가능하다. 그러므로 카세인 분해 효소가 분비되는 2세 이전까지는 우유를 먹이지 않는 것이 좋다.

게다가 카세인은 장에서 단백분자 펩시드로 분해되는데, 이 과정에서 몰핀이라는 물질로 변한다. 이것은 원래 혈액 중에는 존재해서는 안 되는 유해한 물질로, 몸속에 들어가면 몰핀(morfine)과 유사한 작용을 하는 것으로 알려져 있다. 이 성분은 뇌의 막을 통과하여 뇌로 들어가 아이들에게 나쁜 영향을 주는데, 특히 언어와 청각 기능을 주관하는 측두엽의 활동을 저하시켜 ADHD를 유발한다.

이러한 유해 물질이 몸속으로 계속해서 들어간다는 것은 결국 LGS에 걸릴 가능성이 높아진다는 것을 의미한다. 장의 바리케이트가 파괴되는 순간 몰핀이 몸에 흡수되어 버리는 것이다.

플로리다 대학의 보고에 의하면 자폐증 환자나 정신 분열증 환자의 95%가 '펩시드 뇨증(펩시드가 소변으로 배설되는 증상)'을 보였다고 한다.

일반적으로 펩시드는 소변에서 검출되지 않지만 장막이 파괴되어 몰핀이 혈액으로 들어가 신장에서 여과되지 못하면 소변으로 배출된다. 실제로 우유 섭취를 중단한 결과 증상이 개선됐다는 보고가 있다. 최근에는 우유로 인해 혈관 경화가 촉진된다는 연구 결과도 발표된 적이 있다.

또다른 문제는 성장을 촉진하여 많은 양의 우유를 얻기 위해 젖소에게 성장 호르몬제를 넣은 음식을 먹이고 있다는 사실이다. 그런 젖소에게서 나온 우유가 우리 아이 몸에 들어가 좋은 영향을 끼칠 리는 만무하다.

이제부터는 서서히 우유 섭취량을 줄일 것을 권한다. 그럼에도 불구하고 아이들이 먹는 각종 가공 식품을 통해 우유는 계속해서 몸속으로 들어가고 있다는 사실을 명심하자.

| 3 | 작은 생선을 섭취하고 있으므로 칼슘 보충은 충분하다 · [No]

● 작은 생선의 칼슘 흡수율은 33% 정도이다

마른 새우나 정어리, 빙어, 잔멸치, 새우처럼 작은 생선은 쉽게 구할 수 있을 뿐만 아니라 칼슘도 풍부해서 식탁에 자주 오르내린다. 특히 어린 아이들이 있는 가정에서는 아이들의 칼슘 보충을 위해 더 많이 이용하고 있다.

하지만 이들 작은 생선에 들어 있는 칼슘은 우리 몸에 흡수되기 어려운 형태로 되어 있어서 흡수율이 겨우 33% 정도에 지나지 않는다. 결국 이들 식품으로는 아무리 칼슘을 보충한다고 해도 부족하다는 말이 된다.

작은 생선을 통해 섭취한 칼슘의 흡수율을 높이기 위해서는 구연산으로 킬레이트화하여 구연산 칼슘 형태로 섭취해야 한다. 그 방법의 하나가 조리할 때 식초나 레몬 즙을 활용하는 것이다. 식초에 송사리나 뱅어포 말린 것을 담가 두거나 구운 생선 또는 튀긴 생선에 레몬 즙을 듬뿍 뿌려 먹으면 된다. 식사 전에 페퍼민트 차를 마셔 위산 분비를 촉진하는 것도 좋다.

그러나 바다 오염으로 인해 이들 작은 생선류에도 수은 등의 유해 물질이 함유되어 있을 가능성이 높으므로 매일 섭취하는 것보다는 며칠에 한 번 꼴로 먹는 것이 좋다.

주요 식품의 칼슘 흡수율

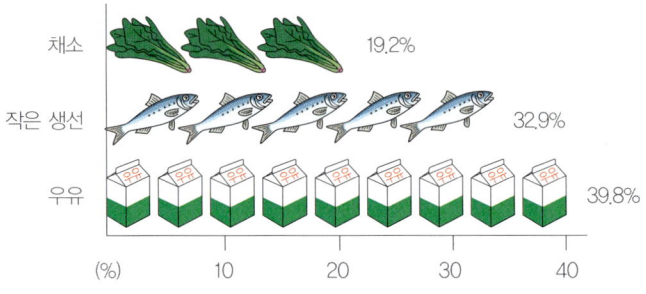

- 작은 생선의 칼슘 흡수율을 높이는 방법
  ① 레몬 즙을 뿌려 먹는다.
  ② 식초로 조리하거나 마리네(절임)를 만들어 먹는다.
  ③ 마그네슘이 풍부한 참깨, 씨앗 또는 열매, 콩 제품 등을 곁들여 식단을 짠다.

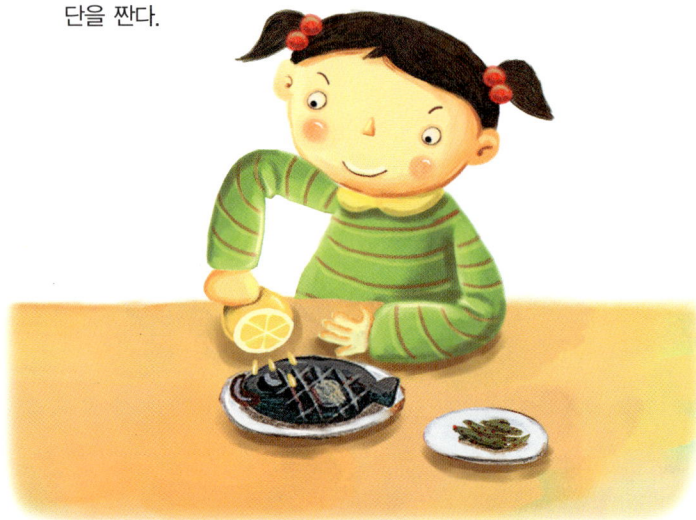

레몬 즙을 뿌리면 칼슘 흡수율이 높아진다

| 4 | 당질은 살이 찌므로 가능하면 섭취하지 않는다 ······· [No]

● 뇌의 유일한 에너지원인 당질 결핍은 뇌에 치명적

뇌를 활발하게 움직이게 하기 위해서는 에너지가 필요하다. 당질(탄수화물)은 뇌의 에너지로 변하는 유일한 영양소이다. 당질은 몸에 들어가 글루코오스(glucose), 즉 포도당으로 분해되어 소장에서 흡수되어 혈관을 통해 뇌로 운반된다. 유일하게 뇌의 막을 통과할 수 있는 것이 바로 글루코오스인 것이다.

뇌는 우리 몸에서 글루코오스를 가장 많이 소비하는 기관으로, 무게는 몸무게의 1/20에 지나지 않지만 전체 에너지 소비량의 1/5을 차지한다. 에너지원으로 활동하는 글루코오스는 이산화탄소와 물에 의해 분해되어 몸밖으로 배출되는데, 한 번으로 끝이고 재활용하는 경우는 없다.

특히 뇌는 24시간 내내 쉬지 않고 움직이기 때문에 에너지원인 글루코오스가 항상 공급되어야 한다. 공급이 지체되면 기억력과 사고력이 떨어진다. 특히 발달 중에 있는 아이의 뇌는 정보를 흡수하고 처리하여 사고(思考)하기 위한 신경 네트워크가 가장 활발하게 활동하고 있기 때문에 더욱 중요하다.

특히 아이가 자격증 취득이나 입학 시험을 앞두고 있다면 포도당의 공급원인 당질을 보충하는 데 더욱 신경 써야 한다. 혈액으로 들어와 처음으로 사용된 글루코오스 이외의 당질은 글리코겐으로 변환되어 간장이나 근육 세포에 축적된다. 저장될 수 있는 한계량은, 간장은 약 80g이고 근육 세포는 480g 정도이다. 그러나 뇌에 저장할 수 있는 글리코겐은 뇌 중량의 0.1%도 안 된다. 지금의 식생활로는 이보다 더 많은 글루코오스가 섭취되는 경우도 많은데, 이렇게 되면 남은 글리코겐이 피하 지방으로 축적되어 비만을 유발할 수 있으므로 주의가 필요하다.

물론 지나친 당질 섭취에 대한 주의가 필요한 것은 사실이다. 하지만 비만에 대한 우려 때문에 먹지 않는다면 오히려 뇌에 치명적이다. 뇌를 활발하게 움직이기 위해서는 하루 세 끼 규칙적인 식사를 통해 당질을 확실하게 보충해 주는 것이 가장 중요하다.

게다가 글루코오스는 운동 능력을 향상시키는 데도 효과적이다. 근육을 움직이게 해 주기 때문이다. 30분 이상 운동을 하면 피하 지방으로 변한 당질을 소비할 수 있다. 이처럼 당질의 적절한 보충은 두뇌에는 물론 운동을 하는 데도 반드시 필요하다.

| 5 | 성장기에 있는 아이에게는 고기를 충분히 먹인다 ····· [No]

● 지나친 육식은 몸을 산성으로 만들어 소아 생활습관병을 유발

고기를 먹지 않으면 원기가 떨어지고 두뇌 활동도 저하된다는 생각에 아이들에게 꾸준히 고기를 먹이는 엄마들이 많다. 그래서인지 어렸을 때부터 이런 환경에서 자란 아이들은 고기를 매우 좋아한다. 그러나 지나친 육류 섭취는 건강에 좋지 않다.

우리 조상들은 나물과 채소가 중심이 된 채식 위주의 식생활을 해왔다. 그러던 것이 불과 몇십 년 사이에 생활 양식의 변화와 서구 식생활의 영향으로 소·돼지·닭고기를 비롯한 육류 소비량이 급격히 증가했다. 인간이 음식물이나 환경에 완전히 적응하기까지는 몇천 년이 걸리는데, 우리는 불과 몇십 년 사이에 식생활의 변화를 이룬 것이다. 문제는 사람의 몸은 조금씩 변화해 가기 때문에 아직 육식에 적합한 몸으로 완전히 진화했다고 할 수 없다는 것이다.

특히 아이들은 뇌세포와 뼈, 신경 조직, 근육 조직이 활발하게 발달하고 있는 시기라서 지나친 육류 섭취, 즉 과도한 동물성 단백질의 섭취는 몸에 여러 가지로 좋지 않은 영향을 끼친다.

일단은 위산 분비가 적은 사람의 경우 육류의 소화와 흡수에 무리가 생기면 장의 막 바리케이트가 장애를 일으켜 LGS가 되기 쉽다. LGS로 인해 영양 흡수 장애가 일어나면 여러 가지 질병의 원인이 된다는 점에 대해서는 이미 앞에서 여러 번 설명했다. 또한 지나친 육식 섭취는 체내의 칼슘량을 부족하게 만든다. 과도한 육식으로 인해 몸이 산성으로 바뀌면 우리 몸은 약산성을 유지하기 위해 계속해서 알칼리성을 만들기 시작한다. 그 수단으로 혈액과 뼈를 통해 칼슘을 조달하는 것이다. 이로 인해 칼슘이 결핍되면 신경이 초조해지는 등의 부작용이 나타난다.

지금까지 단백질이 지나쳐서 몸에 해롭다는 점에 대해서는 이야기된 적이 없지만 육류(동물성 단백질)의 과잉 섭취가 몸에 좋지 않다는 것을 반드시 알고 있어야 한다. 게다가 동물성 단백질에는 동물성 지방과 퓨린체(purine 體)가 많아 소아 생활습관병을 유발할 수도 있다. 이로 인해 과거에는 성인의 질병으로만 여겨졌던 통풍이나 동맥 경화, 심장병, 당뇨병과 같은 질병들이 어린 아이들에게서도 발생하는 것이다.

병은 치료보다 예방이 중요하다. 이제부터 육류 섭취는 서서히 줄이면서 콩이나 미정백 곡류, 채소, 생선 등의 섭취를 꾸준히 늘려 가는 식습관을 들여야 할 것이다.

| 6 | 현미는 딱딱해서 소화가 잘 안 되므로 아이에게는 적당하지 않다
······································[No]

● 슬로우 푸드인 현미는 지구력을 높여 주는 최고의 식품

현미식은 저자가 주장하는 임상 영양학의 주식이다. 정백·정제한 백미는 영양소가 많이 깎여 나간 상태라는 것은 누구나 알고 있을 것이다. 특히 지금의 식생활 붕괴가 곡류를 정백한 때부터 시작되었다고 해도 지나친 말은 아니다.

반면 현미는 쌀에서 곡식 그 자체만을 빼낸 것이다. 백미와는 달리 쌀겨층과 배아가 그대로 남아 있기 때문에 당연히 우리 몸에 좋은 영양소가 풍부하다. 백미보다 6배나 많은 식물섬유 이외에도 비타민 B군·E, 칼륨, 마그네슘 등의 미네랄이 풍부하다. 이 중 비타민 B_1은 뇌와 근육의 당질을 에너지로 변환하는 데 도움을 준다.

일반적으로 소화가 잘되는 것이 건강에도 좋다고 생각하는 경향이 있는데, 소화에도 적당한 속도가 있다. 즉 소화가 지나치게 잘되는 것도 속도 위반이다. 부드러운 요리는 씹는 과정이나 소화 과정을 뛰어 넘어 흡수되기 때문에 혈액 속에 글루코오스가 급격하게 증가하게 만든다. 이렇게 되면 인슐린이 과잉 분비되어 혈당 수치를 급격하게 상승시킨다. 이런 상태에서는 당연히 스태미나가 오래 지속될 수 없다.

반면 현미는 식물섬유가 풍부한 슬로우 푸드(slow food)이기 때문에 소화·흡수되는 속도를 적당히 조절해 준다. 간장이나 근육에 저장된 글리코겐이 천천히 글루코오스로 변환되면 에너지를 오랫동안 유지할 수 있다. 지구력이 향상되면 학습 효과는 물론 운동을 할 때도 효과적이다.

최근에는 현미를 미리 발아시킨 발아 현미도 출시되고 있다. 오랫동안 물에 불릴 필요 없이 바로 이용하면 되기 때문에 매우 편리하고 건강에도 좋다. 특히 아이들에게는 발아 현미가 먹기 쉬울 수도 있다. 현미식에 익숙해지면 백미보다 훨씬 구수하고 맛있다는 것을 느낄 수 있을 것이다. 또한 현미식을 하면 자연스레 씹는 횟수가 증가하여 포만 중추가 자극을 받아 적은 양으로도 쉽게 포만감을 느낄 수 있다.

| 7 | 위장이 파괴되지 않도록 하기 위해 부드러운 음식을 먹는다

.... [No]

● 20회씩 씹으면 신경 전달 물질이 3배 이상 분비

　카레라이스, 햄버거, 스파게티, 라면, 피자 등 이들 식품의 공통점은 모두 우리 아이들이 좋아하는 음식이라는 것이다. 그리고 또 한 가지, 그다지 오래 씹지 않고도 쉽게 삼킬 수 있다. 대부분 다진 고기나 채소가 재료로 이용되고, 후루룩 삼킬 수 있는 면 종류이기 때문이다. 간식으로 주로 이용되는 스낵 과자 역시 대부분 부드럽다. 그렇다면 우리 아이들은 언제 턱을 움직이고, 또 음식을 꼭꼭 씹어 먹을 수 있을까?

　요즘 어린이들은 날씬하고 섬세한 턱과 작은 입을 가지고 있는 반면 치열(齒列)이 고르지 못하다. 치아는 원래 1,000년에 1% 정도 줄어드는데, 한 세대 동안 무려 30%나 줄어들었기 때문에 치아가 턱의 중심에 자리를 잡지 못하고 치열이 나빠진 것이다.

　게다가 치아는 입에 들어온 음식물을 잘 씹는 것으로도 강해지는데, 많은 사람들이 쉽게 삼킬 수 있는 부드러운 음식이 건강에도 좋다는 잘못된 생각을 갖고 있는 것도 문제이다.

　저작 운동, 즉 음식을 꼭꼭 잘 씹는다는 것은 음식물을 잘게 부숴서 위장에서 소화와 분해, 흡수가 잘 이루어지도록 하고, 위산 분비를 촉진한다는 말과 같다.

　특히 위산 분비가 적은 사람은 LGS가 발생할 가능성이 높기 때문에 음식을 여러 번 씹는 것으로 LGS와 그에 따른 영양 흡수 장애를 예방할 수 있다. 음식을 오랫동안 씹는 것이 학습 능력과 두뇌 능력을 높여 준다는 것은 이미 여러 가지 실험과 연구를 통해 입증된 사실이다.

음식을 꼭꼭 씹으면 뇌내의 전달 물질 분비량이 증가하고 뇌의 혈액 흐름이 활발해져 뇌내의 온도가 상승한다. 이것은 뇌가 활발하게 움직이고 있다는 증거이다. 그러므로 수험생이 있는 가정에서는 음식을 씹고 있다는 것을 의식할 수 있을 만큼 씹는 맛이 풍부한 요리를 준비하는 것이 좋다. 현미식을 기본으로 식물섬유가 풍부한 채소를 곁들여 구성하면 된다.

또 한 가지 쉽게 실천할 수 있는 방법 가운데 하나로 페퍼민트 껌을 씹을 것을 권한다. 이것을 밥 먹기 30분 전에 씹으면 위산 분비가 촉진되어 소화, 흡수가 잘된다. 페퍼민트가 위산 분비를 증가시키고 필수 지방산의 소화와 분해를 촉진하기 때문이다. 페퍼민트 특유의 상쾌하고 시원한 맛을 동시에 느낄 수 있어 기분을 전환하는 데도 도움이 된다. 직접 허브를 키워 향도 느끼고 차를 끓여 마시는 것도 좋은 방법이다.

또한 껌은 집중력을 높여 주는 효과도 있다. 미국 프로야구 선수들이 수비나 타석에 들어설 때 페퍼민트 껌을 씹는 것도 페퍼민트가 위산 분비를 촉진하여 뇌신경을 자극해서 경기력과 집중력을 높여 주기 때문이다.

| 8 | 피로를 풀기 위해서는 항상 단 과자를 준다 ········· [No]

● 피로를 푸는 데는 단 것보다 신 것이 효과적

달콤한 과자에 사용되는 설탕은 글루코오스 덩어리이다. 소장에서 흡수되어 수십 초 만에 혈액 속에서 글루코오스로 나타나는 속도는 정말 놀라울 정도이다. 밥이나 빵, 감자와 같은 복합 탄수화물보다 효과가 훨씬 빠르다는 면에서 언뜻 보면 좋아 보일지도 모른다. 하지만 조금만 생각을 달리해 보면 이런 즉각적인 효과가 꼭 좋은 것만은 아님을 알 수 있다.

미국에서는 당분이 많은 청량 음료나 과자를 먹은 뒤에 긴장감이 더욱 높아진다는 이유로 설탕을 '슈거 하이(Sugar high)' 또는 '드러그(Drug)'라고 부른다. 효과가 빠르다니 과자를 더 많이 먹여야겠다는 생각은 잘못된 것이다. 순간적으로 회복률이 높다는 이유만으로 아이가 힘이 없거나 피곤해할 때마다 설탕 함유량이 높은 식품을 계속해서 먹이게 되면 결국엔 뇌에 막대한 손상을 입기 때문이다.

설탕은 일시적으로 혈액 속의 글루코오스 농도를 높여 주지만 지나치게 많은 양의 당분이 몸속에 들어가면 인슐린의 과잉 생산을 유발한다. 잠시 동안은 이 상태를 유지할 수 있지만 계속되면 결국엔 췌장이 지나치게 피곤해져서 필요한 인슐린을 생산하지 못하는 지경에 이른다. 더 오랫동안 지속될 경우 저혈당 증세가 나타나 얼이 빠진 듯하거나 성격이 난폭해질 수도 있다.

공부나 시험으로 인한 아이의 스트레스와 피곤함을 풀어 주기 위해서는 단 음식보다는 신 것을 주는 것이 좋다. 그중에서도 구연산은 몸을 원래의 약산성으로 유지시켜 피곤함을 풀어 주고 병에 걸리는 것을 막아 준다.

우리 몸에는 '구연산 회로'라는 대사 회로가 있어서 계속해서 빙글 빙글 돌고 있는데, 피로가 쌓이면 회로에서 피루브산(pyruvic acid)이 떨어져 나와 집성 포도당으로 변해 피로 물질인 유산으로 몸에 축적 되어 버린다. 이때 구연산이 풍부한 매실이나 사과, 감귤류, 주스, 사워 드링크(sour drink) 등을 마시면 구연산이 유산의 근원인 집성 포도당을 분해해 준다.

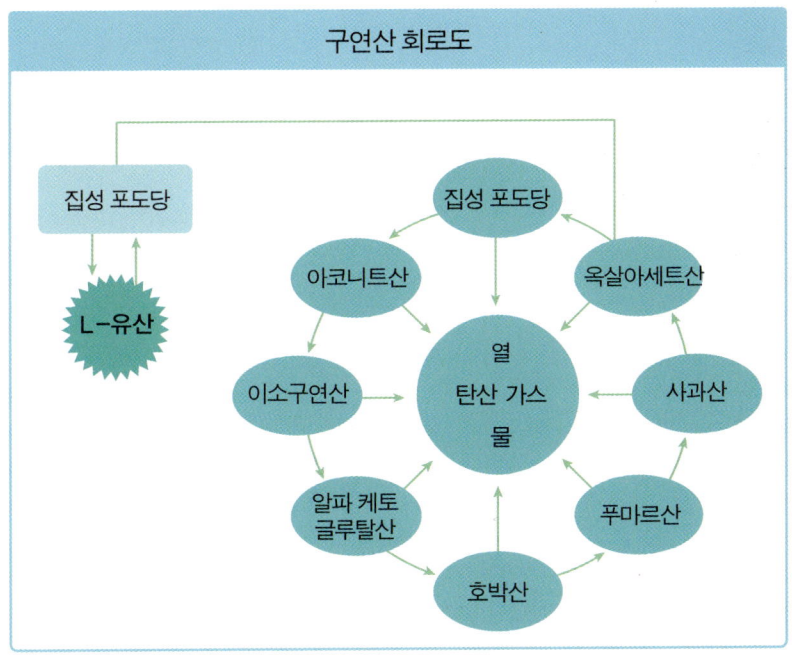

| 9 | 졸음을 쫓고 머리를 맑게 하기 위해 커피를 마신다 ··· [No]

● 만성 수면 장애를 유발하는 카페인

커피는 중추 신경을 자극하여 졸음을 쫓아 주고 흥분을 촉진한다. 이는 모두 카페인의 효과 때문이다. 이 때문에 시험을 앞둔 수험생 자녀에게 휴식 음료로 커피를 주는 경우가 있는데, 일시적으로는 효과가 있을지 모르지만 장기적으로는 좋지 않다.

특히 카페인은 흥분을 유발하는 알칼로이드라서 조금만 강한 자극에도 흥분을 일으킨다. 그렇기 때문에 수험생은 물론 신경 조직과 몸이 성장하고 있는 아이들에게 당연히 좋지 않은 영향을 끼친다. 운동을 주관하는 신경 계통에도 영향을 주어 운동 신경을 저하시키기도 한다.

특히 졸음이 오는 것을 막기 위해 커피를 마신다면 더욱 조심해야 한다. 일시적으로는 졸음을 쫓아 줄지 모르지만 결과적으로 수면 패턴을 변화시켜 만성 수면 장애를 가져오기 때문이다. 커피보다는 올리고당이 들어 있는 따뜻한 레몬차나 비타민 C가 풍부한 유자차, 카테킨이 풍부한 녹차를 마실 것을 권한다.

간단한 목운동이나 팔운동으로 뭉친 근육을 풀어 주거나 잠시 창문을 열어 맑은 공기를 들이마시는 것도 졸음을 쫓을 수 있는 좋은 방법이다.

식품별 카페인 함량

식품	양	카페인 함유량(mg)
커피	150㎖	60~150
무카페인 커피	150㎖	2~5
홍차	150㎖	40~80
코코아	150㎖	1~8
콜라	350㎖	46
초콜릿	46g	5
초콜릿 아이스크림	1개	2~5

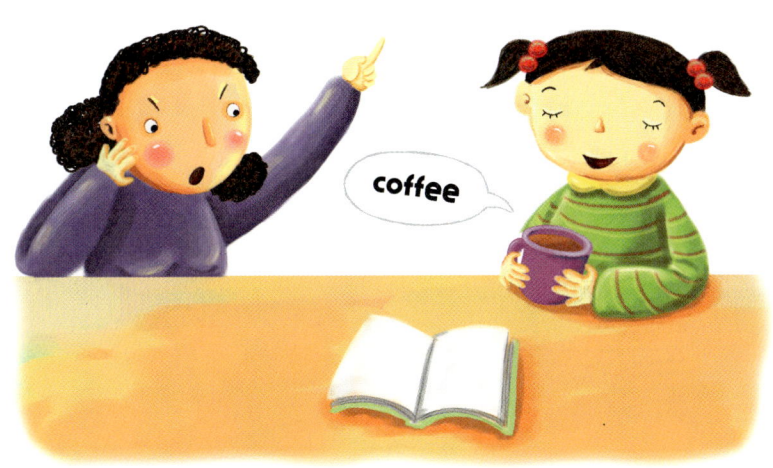

운동 능력을 떨어트리고 만성 수면 장애를 가져오는 커피

| 10 | 밤에 늦게 자므로 아침 식사보다는 수면이 중요하다 ·· [No]

● 아침을 꾸준히 먹는 아이는 성적이 향상된다

요즘 아이들은 과거에 비해 취침 시간이 늦다. 수업이 늦게 끝나는 데다 학원까지 다녀오기 때문에 집에 도착하면 밤 10시가 넘는 것은 보통이다. 집에 와서도 TV와 인터넷 등 눈을 현혹하는 요인들이 많다 보니 취침 시간이 늦어지는 것은 당연하다. 이 때문에 아침 일찍 일어나기가 쉽지 않고, 등교 시간에 맞춰 허둥지둥 나오다 보니 아침을 챙겨 먹기가 힘들다. 그래서인지 아침 식사의 중요성에 대해서는 많은 사람들이 알고 있지만 정작 아침을 꼬박꼬박 챙겨 먹는 아이는 많지 않다.

뇌는 우리가 자고 있는 동안에도 멈추지 않고 활동하기 때문에 에너지원인 글루코오스가 없는 상태로 놔두어서는 안 된다. 글루코오스가 혈액으로 흘러 들어가는 시간은 약 4시간이다. 그렇기 때문에 아침에 잠에서 깼을 때는 혈액에 글루코오스가 거의 없는 상태라고 보아도 된다. 뇌는 글리코겐을 거의 저장해 놓지 않기 때문에 부족한 글루코오스는 간장에 저장되어 있는 글리코겐을 환원해야 하는데, 문제는 이 과정이 진행되는 데 시간이 걸린다는 것이다.

엄마들이 가장 신경 써야 할 것은 아이가 뇌를 잘 활용할 수 있도록 글루코오스를 보충해 주는 것이다. 탄수화물이 위에서 소화되어 장으로부터 흡수되기까지는 3시간 정도가 걸린다.

그러므로 수업이 오전 9시 30분에 시작된다고 하면 적어도 2시간 전인 7시에는 아침을 먹어야 한다. 탄수화물이 풍부한 식사를 적절한 시간에 섭취하는 것이야말로 학습 능력을 향상시킬 수 있는 지름길이다. 특히 한창 성장 중인 아이들에게는 더욱 중요하다.

미국에서는 '타이밍 릴리즈 글루코오스 로딩'이라는 방법을 사용하기도 한다. 탄수화물과 당분의 소화·흡수 시간을 고려하여 시간별로 식품을 보충해 주는 방법이다. 예를 들어 아이가 오후 5시에 학원에 가야 한다면 오후 3시쯤에 가볍게 탄수화물을 섭취하게 한다. 그리고 학원에 가기 바로 전에 엿을 한 개 준다. 그러면 엿으로 인해 집중력이 향상되어 처음에 먹은 탄수화물의 흡수와 연결된다. 흡수가 빠르고 느린 이른바 퀵 & 슬로우(quick and slow) 당질의 시간차 보충으로 집중력을 지속시키는 것이다.

이 방법은 공부뿐만 아니라 스포츠에도 응용할 수 있다. 식사를 통해 섭취한 탄수화물로부터 당질의 작용을 지속하기 위해서는 시합이나 연습을 하는 틈틈이 약간의 당분이 포함되어 있는 물을 마시면 지속력이 더욱 증가한다. 한번 실시해 볼 만한 방법이다.

| 기억력과 집중력을 향상시키는 방법 |

건강한 아이를 위한 영양소의 모든 것

당질(탄수화물)의 모든 것

● 뇌를 움직이는 유일한 에너지원 당질

Q 일반적으로 3대 영양소라고 하면 단백질·지방·탄수화물이라 알고 있는데, 지금은 '당질'이라고 하는 이유는 무엇인가?

A 당질은 탄수화물을 구성하는 종류의 하나이다. 당질이라고 하면 흔히 '당분 = 단것'이라고 착각하는 사람이 많은데, 당질에는 가수 분해로는 더 이상 간단하게 분해되지 않아 탄수화물의 기초 단위가 되는 화합물인 단당류(單糖類, monosaccharide)와 두 분자의 단당류로 이루어진 이당류(二糖類, disaccharide), 그리고 가수 분해에 의해 한 분자에서 두 개 이상의 단당류 분자를 생성하는 다당류(多糖類, polysaccharide)의 3가지가 있다. 단당류의 대표적인 것

이 글루코오스, 즉 포도당이고, 그밖에 과당(프룩토오스)과 갈락토오스(galactose)도 단당류이다.

Q 그렇다면 이당류는 무엇인가?
A 이당류는 앞에서도 설명했듯이 두 분자의 단당류로 이루어진 물질로, 설탕·엿·젖당 등을 말한다. 가장 널리 알려진 것이 자당(수크로오스), 즉 설탕으로, 한 분자의 글루코오스와 프룩토오스로 구성된다. 그밖에도 물엿의 주성분으로 가장 많이 쓰이고, 캐러멜과 딱딱한 캔디의 원료가 되는 맥아당(麥芽糖, maltose)과 우유에 들어 있으며 초콜릿에 첨가되기도 하는 유당(乳糖, lactose) 등이 있다.

Q 올리고당이 많이 들어 있는 식품에는 어떤 것이 있나?
A 올리고당(oligo 糖)에서 올리고(oligo)는 'several'이라는 뜻이다. 즉 '몇 개의 단당류가 연결된 당'을 뜻하며, 2개의 단당으로 이루어진 이당류에서 10개로 이루어진 십당류까지 당류를 총칭한다. 당단백질이나 당지질의 구성 성분으로, 사람의 소화 효소로는 소화되지 않는다. 대신 유산균(비피더스균)의 먹이가 되기 때문에 올리고당을 섭취하면 소화되지 않고 장까지 도달하여 비피더스균의 먹이가 되고, 그로 인해 장 내에 유산균이 증가하면 장이 튼튼해지고 장내 유해 독소가 생성되는 것을 막을 수 있다. 이처럼 올리고당은 혼자서 완전한 역할을 하는 것이 아니라 유산균의 먹이가

되어 유산균을 증식시키는 역할을 한다. 주로 합성 올리고당을 만들어 감미료로 이용하는 경우가 많으며, 야콘 뿌리와 콩에 풍부하게 함유되어 있다.

Q 당질의 가장 큰 역할은 무엇인가?

A 당질은 뇌를 움직이는 유일한 에너지원으로, 뇌의 관문을 통과할 수 있는 유일한 성분이다. 우리 몸은 영양소가 흡수되어야만 에너지를 낼 수 있으며, 그러기 위해서는 특히 뇌에 영양이 충분해야 한다. 뇌는 전체 몸무게의 일부에 지나지 않지만 우리 몸에서 글루코오스를 가장 많이 소비하는 기관으로, 전체 에너지 소비량의 1/5을 이용한다.

특히 뇌는 24시간 쉬지 않고 끊임없이 움직이기 때문에 글루코오스가 항상 공급되어야 한다. 신경 조직이 가장 활발하게 활동하고 있는 아이들의 경우 성인보다 훨씬 중요하다. 그러므로 수험생 자녀를 둔 부모라면 아이에게 영양이 부족해지지 않도록 당질을 효과적으로 보충해 주어야 할 것이다.

Q 섭취한 탄수화물은 우리 몸에서 어떤 과정을 거쳐 에너지가 되는가?

A 최종적으로는 모든 것이 글루코오스로 분해된다. 예를 들어 전분은 입속의 타액과 섞여 부분적으로 소화되어 위에서는 거의 소화되지 않은 채 장까지 간다. 그곳에서 글루코오스로 분해되어 모세

혈관으로 들어가 뇌로 보내지는 것이다. 그리고 남은 것은 혈관 입구에서 간장으로 옮겨져 글리코겐으로 저장되는데, 그 저장량에 한계가 있기 때문에 남은 것은 체지방이 된다.

Q 그렇다면 글루코오스가 부족하면 어떻게 되는가?
A 일단 몇 시간은 간장에 저장되어 있는 글리코겐이 글루코오스로 변환되어 활동한다. 그리고 얼마 동안은 당질 이외의 영양소로부터 글루코오스가 당질 이외의 영양소로 합성되는데, 이것을 '신당생(新糖生)'이라고 부른다. 하지만 장기적으로 글루코오스가 결핍될 경우 뇌에 필요한 에너지가 모자라는 것은 물론 몸을 유지하기도 힘들다.

특히 뇌는 24시간 쉬지 않고 끊임없이 활동하기 때문에 꾸준히 일정한 양의 글루코오스를 보충해 주어야 한다. 그러므로 질병 개선과 체중 감량을 위해 다이어트를 하는 사람도 반드시 일정량의 탄수화물을 섭취해야 한다.

특히 한창 발달 중에 있는 아이들에게는 글루코오스가 더더욱 중요하다. 시험을 앞둔 수험생 역시 좋은 성적을 기대한다면 뇌를 충분히 활용할 수 있게 해 주는 당질을 충분히 보충해야 한다. 당질은 뇌를 움직이는 유일한 에너지원이라는 사실을 기억하자.

Q 아침 식사를 통한 글루코오스 보충이 중요한 이유는 무엇인가?
A 아침 식사의 중요성에 대해서는 이미 앞에서 설명했다. 자는 동안

소비된 글루코오스를 뇌에 보충하고, 점심 식사를 하기 전까지 에너지를 낼 수 있게 해 주는 것이 아침 식사의 역할이다. 물론 아침 식사뿐만 아니라 타이밍에 맞는 규칙적인 식사가 중요하다. 특히 아이들마다 생활 패턴이 조금씩 다르므로 엄마가 그것을 잘 관찰하여 가장 많은 에너지를 발휘할 수 있도록 당질을 보충해 주는 것이 가장 좋다. 미국의 '타이밍 릴리즈 글루코오스 로딩' 방법처럼 흡수가 빠르고 느린 당질을 일정한 간격으로 섭취하게 하여 집중력을 지속시키는 것도 좋다.

당질이 몸에 흡수되는 데는 최소한 3시간이 걸린다. 이 점을 숙지하고 아이의 생활 패턴에 맞게 당질을 공급해 준다면 두뇌력과 학습력은 물론 운동 능력까지 향상시킬 수 있을 것이다. 근육을 움직이게 해 주는 것도 글루코오스이기 때문이다.

Q 운동 직전에 단 것을 먹어도 상관이 없나?

A 운동 경기에서 순발력만으로는 이길 수 없다. 순발력 못지 않게 중요한 것이 지구력이다. 지구력을 기르기 위해서는 글루코오스의 혈중 농도를 꾸준히 유지해야 한다. 즉 저장되어 있는 글리코겐이 적절한 순간에 글루코오스로 변환될 수 있도록 시간을 고려하여 보충해 주어야 한다.

Q 복합 탄수화물이 풍부한 식품에는 어떤 것들이 있는가?

A 현미, 무정백 빵, 감자류, 콩류, 과일 등이다. 이중에서도 가능하

면 식후에 혈당이 상승하는 속도가 낮은, 즉 GI 수치가 낮은 음식을 선택하는 것이 좋다. 66~67쪽에 있는 식품별 GI 수치표를 참고하면 도움이 될 것이다.

아미노산의 모든 것

● 기억력을 높이는 아미노산

Q 뇌는 무엇으로 구성되어 있는가?

A 우리의 뇌는 단백질로 구성되어 있다. 전부는 아니지만 뇌의 기능을 담당하는 신경 세포와 정보 전달과 관련 있는 물질 역시 대부분 단백질로 구성되어 있다. 좀 더 구체적으로 살펴보면 우리가 생각하고 말하고 행동하는 것을 주관하는 뉴런(neuron)과, 뉴런을 보호하고 지지체 역할을 하는 올리고댄드로사이트(oligodendrocyte), 면역 기능을 담당하는 마이크로글리아(microglia) 세포로 이루어져 있다.

Q 아미노산이 우리 몸에 중요한 이유는 무엇인가?

A 단백질을 완전히 가수분해하면 암모니아와 유리 아미노산이 생성되는데, 아미노산은 모든 생명 현상을 관장하는 단백질의 기본 구성 단위이다. 1806년, 최초의 아미노산인 아스파라긴(asparagine)

이 발견된 이후 22종의 주요 아미노산과 펩티드를 비롯한 각종 아미노산이 발견되어 그 수가 약 80종에 이른다.

아미노산이 중요시되는 이유의 하나는 생물체가 기능을 유지하고 활동하는 데 반드시 필요한 필수 단백질을 구성하는 유기 화합물이기 때문이다. 음식물에 들어 있는 단백질은 소화 효소에 의해 아미노산으로 분해되어 체내에 흡수되는데, 흡수된 아미노산은 더욱 분해되어 에너지로 이용되거나 유전 정보에 따라서 연결 또는 결합하여 여러 종류의 단백질이 된다. 새로 생긴 단백질은 생물체의 구성 성분이 되거나 효소로 작용하여 우리 몸에서 중요한 기능을 담당한다.

Q 필수 아미노산과 일반 아미노산의 차이점은 무엇인가?

A 앞에서도 설명했듯이 단백질은 22종의 아미노산으로 구성된다. 이들 아미노산은 서로 구성이 다르고, 양적으로도 차이가 난다. 우리 몸은 이들 아미노산을 다른 물질을 통해 전환하지만 9종의 필수 아미노산(essential amino acid)은 합성하지 못하기 때문에 반드시 음식을 통해 보충해야만 한다. 이처럼 체내에서 합성할 수 없는 아미노산을 가리켜 필수 아미노산 또는 불가결 아미노산이라고 한다.

필수 아미노산 9종은 아르기닌(arginine) · 류신(leucine 또는 로이친) · 이소류신(lsoleucine) · 발린(valine) · 트립토판(tryptophan) · 리신(lysine) · 트레오닌(threonine) · 페닐알라닌(phenylalanine) · 메

티오닌(methionine)이며, 어린이는 여기에 히스티딘(histidine)이 추가되어 10종이다.

필수 아미노산은 전체적으로 단백질 합성량이 증가하면 비례하여 증가하지만 이 중 한 개나 그 이상이 부족해지면 세포 내에서 부족한 만큼 다른 물질의 이용률도 떨어진다. 균형이 깨지지 않도록 섭취하는 것이 중요하다.

Q 음식물로 섭취한 단백질은 뇌에 어떻게 전달되는가?

A 위에서 소화되어 소장에서 아미노산으로 분해되고 혈액 속으로 흘러 들어가 일단 간장으로 간다. 그곳에서 다시 한번 단백질로 합성된 것과 함께 뇌로 향하는 과정을 거친다.

Q 그렇다면 아미노산과 합성된 단백질이 함께 뇌세포를 만드는 것인가?

A 뇌는 원칙적으로 외부로부터의 단백질은 받아들이지 않는다. 뇌에 들어간 아미노산으로부터 뇌 스스로 단백질을 합성해 버리는 것이다. 그런데 합성 재료가 전부 뇌 속에 모여 있는 것이 아니기 때문에 힘든 과정을 거친다. 그러므로 식사를 통해 뇌에 필요한 영양소를 보충해 주면 뇌도 좋아한다.

특히 아이의 기억력과 집중력 향상을 위해 무조건 '단백질을 준다'고 생각할 것이 아니라 아미노산에 대해 잘 아는 것이 중요하다. 잘 골라서 효율적으로 섭취하게 하는 것이 엄마의 임무이다.

● 뇌를 활성화하는 데 좋은 아미노산

• 티로신(tyrosine)

티로신은 신경 전달 물질인 도파민(dopamine)의 원료라고도 할 수 있다. 카세인에서 처음 분리되었으며, 특히 호르몬의 일종인 인슐린에 풍부하다. 보통은 필수 아미노산의 페닐알라닌(phenylalanine)으로부터 합성된다. 하지만 현대의 식생활에서는 부족하기 쉬우므로 티로신이 풍부한 아보카도나 아몬드, 바나나, 호박류, 참깨 등을 통해 보충하는 것이 좋다. 흡수되는 과정에서 다른 아미노산과 경쟁하므로 자기 전에 섭취할 것을 권한다.

• 페닐알라닌(phenylalanine)

페닐알라닌은 적혈구 세포의 산소 운반 색소인 사람의 헤모글로빈(hemoglobin)에 가장 많이 들어 있으며, 조류와 포유류의 몇 가지 필수 아미노산 가운데 하나이다. 즉 조류와 포유류는 페닐알라닌을 스스로 합성할 수 없기 때문에 음식을 통해 섭취해야만 한다.

각종 단백질 속에 2~5% 정도 들어 있으며, 콩과 식물의 종자나 어린눈에는 유리(遊離) 상태로 존재한다. 미생물의 경우 탄수화물 분해 생성물인 포도당과 피루브산(pyruvate)을 통해 페닐알라닌을 합성한다.

• GABA(γ-aminobutyric acid, 감마아미노부티르산)

GABA(가바)는 포유류의 뇌 속에만 존재하는 특이한 아미노산이다. 고등동물의 중추 신경계에서 억제 작용을 하는 것으로 보아 중추 신경계의 억제적 화학 전달 물질로 생각되나 아직까지 밝혀지지는 않았다. 식물계에는 오래전부터 널리 존재한다고 알려졌으나 인간의 뇌 속에도 존재한다는 사실이 발견된 것은 얼마 되지 않는다. 특히 곡류, 그중에서도 발아 현미에 가장 많이 존재하며, 최근에는 우리 몸에 미치는 영향에 관해 연구가 진행되고 있다.

GABA는 물에 불릴수록 양이 늘어난다. 이는 GABA가 배아에 들어 있기 때문인데, 발아 준비에 들어가면서 그 양이 증가한다. 그러므로 밥을 하기 전에 쌀을 오랫동안 불리면 가바의 양이 증가한다. 학습 능력을 증진하고 스트레스를 억제하는 효과가 있으므로 시험을 앞둔 수험생이나 어린 아이의 학습 능력을 향상시키고 스트레스를 풀어 준다.

• 글루타민(glutamine)

글루타민은 단백질에 풍부하게 존재하는 단백질의 주요 구성 물질로, 뇌의 혈액뇌장벽(血液腦障壁)을 간단하게 통과하여 뇌내에서 대사되는 유일한 아미노산이다. 사탕무의 즙에서 발견되었으며, 사탕무·당근·무 등의 식물에 풍부하다. 비필수 아미노산의 하나로, 글루타민산을 통해 합성할 수 있기 때문에 음식물을 통해 섭취할 필요는 없다.

뇌내에서 글루타민산으로 변하여 신경 기능을 정상적으로 유지해 주고, 뇌 기능을 향상시켜 주는 GABA를 증가시켜 소화 기능을 정상화해 주기 때문에 수험생에게 특히 좋다. 육류 등의 동물성 단백질과 콩 등의 식물성 단백질에도 함유되어 있다.

• 카르니틴(carnitine)

카르니틴은 동물의 대사 과정에서 지방산을 미토콘드리아(mitochondrion)로 옮기는 데 필요한 역할을 하는 효소이다. 엄밀하게 말하면 단백질을 합성하는 아미노산이 아니라 비타민 B군의 역할에 더 가깝지만 구조가 아미노산과 유사하기 때문에 아미노산 종류로 본다.

'뇌의 효능 촉진제'라고 불릴 만큼 뇌를 활성화하는 데 효과적이며, 뇌세포의 산화를 방지하고 정상적인 활동을 도와준다. 간장과 신장에서 만들어져 필수 지방산을 뇌세포에 운반하는 역할을 하며, 아보카도와 청국장(낫또), 소맥 배아 등에 풍부하게 함유되어 있다.

지방산의 산화에 직접 필요하지는 않지만 결핍되거나 농도가 낮을 경우 지방산이 완전히 대사되지 못해 지방 이용에 문제가 생긴다. 그래서 카르니틴 농도가 낮으면 세포 주변에 지방산이 축적되어 혈중 지질과 중성 지방의 농도가 짙어져 신체 대사에 이상이 생긴다. 이 때문에 다이어트 식품이나 약품 첨가제로 많이 이용되며, 독성이 있는 물질을 세포 밖으로 배출해 주는 역할도 한다.

• 트립토판(tryptophan)

트립토판은 대부분의 단백질을 가수분해하여 얻을 수 있는 소량의 아미노산으로, 카세인에서 처음 분리되었다. 신경 전달 물질인 세로토닌을 합성하고, 비타민 C의 작용으로 기억력과 집중력을 담당하는 신경 기능을 정상적으로 활동하게 해 준다. 결핍될 경우 펠라그라(pellagra)를 유발하는 비타민인 니아신(niacin, 니코틴산이라고도 함)의 생합성에 큰 영향을 끼친다.

피부 질환과 소화계 및 신경계 장애인 펠라그라에 걸리면 피부염(dermatitis)·설사(diarrhea)·치매(dementia) 위험이 높아진다. 그러나 사람의 경우 펠라그라가 니아신 결핍만으로 생기는 경우는 거의 없으므로 크게 걱정할 필요는 없다. 결핍이 의심되거나 증상이 약한 수준이라면 균형 잡힌 식사로도 얼마든지 보충이 가능하다. 트립토판은 콩과 아몬드, 호박, 현미콩밥 등에 들어 있으므로 이들 식품을 섭취하면 보충할 수 있다.

지방산의 모든 것

● 기억력과 학습력 향상의 숨겨진 비밀, 오메가-3

Q 지방은 무엇인가?

A 지방은 동식물에서 추출한 비휘발성·비수용성의, 기름처럼 끈적끈적하고 미끈미끈한 물질을 말한다. 상온에서는 보통 고체이지만 온도가 상승하면 액화된다. 단백질·탄수화물과 함께 3대 영양소에 속하며, 1g당 9kcal로 단백질과 탄수화물보다 2배나 많은 에너지를 낸다. 주성분인 글리세리드(glyceride)를 비롯해 여러 가지 성분이 소량 함유되어 있으며, 식용·공업용·화학용 등으로 다양하게 이용되고 있다.

특히 생물체 조직에서 분리한 지방에는 글리세리드 이외에 소량의 인지질과 스테롤, 비타민 A · D · E, 카로티노이드가 포함되어 있다. 이 중 많은 성분이 생체에서 유화제 또는 성장 인자의 역할을 한다.

지방은 음식물과 함께 섭취되어 소화관에서 소화액과 함께 유화되는데, 소화액에는 지질 가수분해 효소인 리파아제(lipase)가 들어 있어서 지방을 분해한다. 이 분해산물들은 소장에서 흡수되고, 일부는 재합성되어 글리세리드와 인지질을 생성한다. 흡수된 미세한 지방은 혈액을 따라 이동하여 이용되거나 저장소로 옮겨진다. 그중 탄수화물을 통해 합성된 지방은 효소 반응에 의해 동물의 독특한 지방으로 바뀌지만 음식물로 섭취된 지방산의 일부는 그대로 흡수되어 체내 지방으로 축적된다.

Q 그렇다면 지방산은 무엇인가?

A 지방산(脂肪酸, fatty acid)은 동식물과 미생물에 있는 지질의 중요한 성분으로, 글리세린과 결합하여 유지(油脂)의 주성분을 이루는 물질이다. 탄소와 탄소가 단일 결합한 화합물을 포화 지방산, 이중 또는 삼중 결합을 가진 화합물을 불포화 지방산이라고 하며, 고리 구조를 가진 것도 있다. 천연에서는 유리 상태로 존재하지 않으며, 보통 알코올인 글리세롤과 결합한 트리글리세리드 형태로 존재한다.

가장 널리 분포되어 있는 지방산은 올레산으로, 올리브 씨 · 야자

씨·땅콩 씨·해바라기 씨와 같은 식물유에 풍부하다. 그러나 대부분의 동물은 한 가지 이상의 지방산을 합성할 수 없기 때문에 필수 아미노산과 마찬가지로 반드시 식품을 통해 섭취해야 하는데, 이를 필수 지방산이라고 한다. 리놀산·리놀렌산·아라키돈산이 대표적인 필수 지방산이며, 이 중 리놀산은 유지에 널리 함유되어 있기 때문에 보통의 식사를 통해 지방을 섭취하면 결핍될 일은 없다.

Q 불포화 지방산과 포화 지방산의 차이점과 포화 지방산이 우리 몸에 해로운 이유는 무엇인가?

A 일반적으로 상온에서 고체 또는 반고체 상태를 띠는 것을 포화 지방, 액체 상태를 띠는 것을 불포화 지방이라고 한다. 쇠기름과 돼지기름 같은 모든 동물성 기름을 비롯해 버터, 쇼트닝, 라드 등에 함유되어 있으며, 코코넛유와 팜유에도 들어 있다. 그러나 포화 지방은 과잉 섭취할 경우 혈액 내의 나쁜 콜레스테롤 수치를 높여 심장 질환을 비롯한 각종 생활습관병을 유발한다.

반면 불포화 지방은 포화 지방과는 달리 상온에서 액체 상태를 띠며, 단가 불포화 지방산과 다가 불포화 지방산으로 나누어진다. 이 중 다가 불포화 지방은 다시 오메가 3계와 오메가 6계 지방산으로 구분된다. 포화 지방과는 달리 혈관을 깨끗하게 해 주는 좋은 콜레스테롤(HDL) 수치를 높여 주어 혈관 질환을 막아 준다. 콜레스테롤 수치를 낮추어 심장 질환 발병 위험률을 낮춰 주는 단

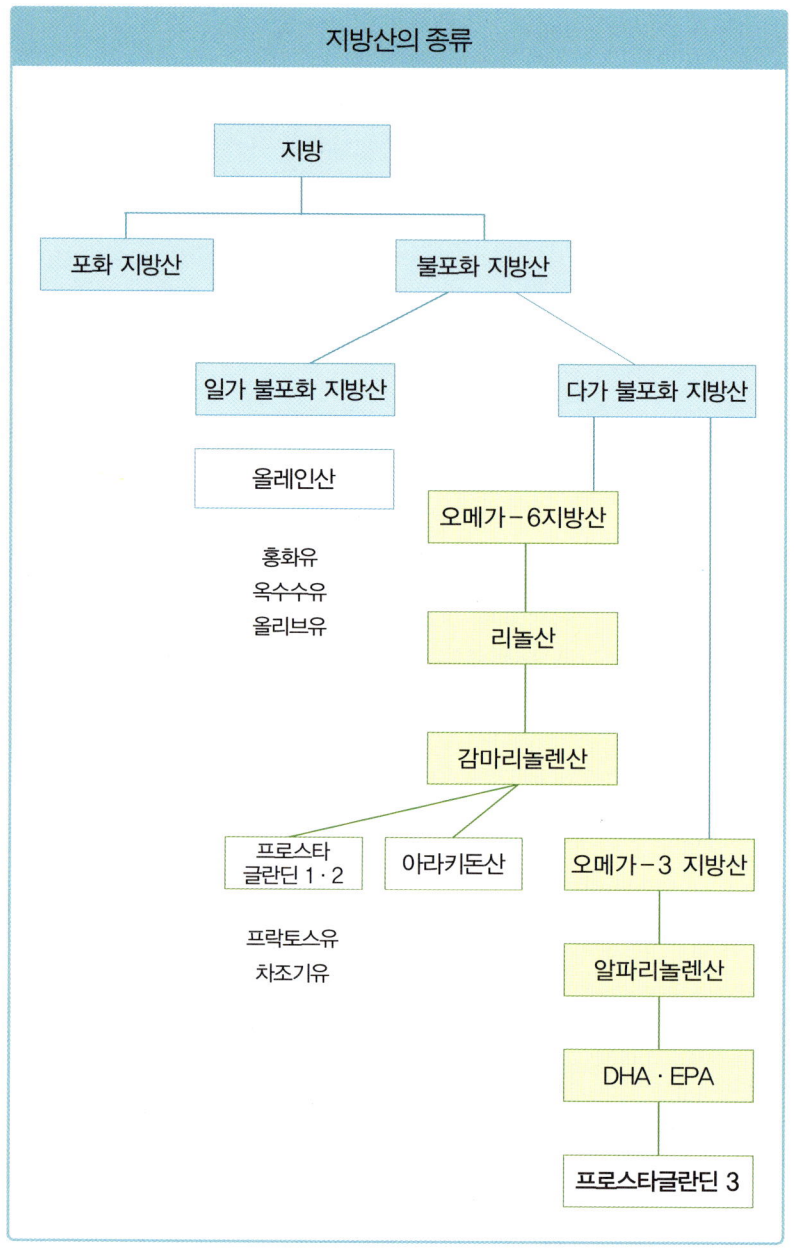

가 불포화 지방산과 오메가 6 지방산은 올리브유 · 땅콩유 · 카놀라유 · 생선유 · 들기름 · 콩류 등에 풍부하고, 혈액 내의 중성지방 수치를 낮춰 주는 오메가 3 지방산은 참치 · 삼치 · 꽁치 · 고등어와 같은 등 푸른 생선에 풍부하다.

특히 최근 들어 인기를 얻고 있는 올리브유에는 혈중 콜레스테롤을 낮추는 단일 불포화 지방산이 풍부하므로 가격이 조금 비싸더라도 올리브유를 먹는 것이 좋다.

Q 지방산도 뇌와 관계가 있는가?

A 물론이다. 엄마들이 끊임없이 관심을 갖는 DHA 역시 오메가 3계 지방산이다. DHA는 앞에서도 설명했듯이 뇌 신경이나 혈관의 세포막을 만들어 뇌 기능을 유지해 주고, 신경 전달 물질인 아세틸콜린을 활성화해 주는 역할을 한다. 뇌의 혈액 흐름을 증가시키거나 체온을 상승시켜 기억력과 학습 능력을 향상시켜 주는 역할도 한다.

DHA와 함께 꽁치와 고등어, 정어리 등의 등 푸른 생선에 풍부한 EPA 역시 오메가 3 지방산이다. 차조기유와 들기름에도 오메가 - 3 지방산이 풍부하므로 특히 시험을 앞두고 있거나 공부를 하는 수험생이 꾸준히 섭취하면 집중력과 기억력 향상에 도움이 된다.

Q 감마리놀렌산은 무엇인가?

A 감마리놀렌산(γ-linoleic acid)은 오메가 6 계열의 지방산으로, 옥

수수유와 콩기름에 들어 있으며, 리놀산·아라키돈산과 함께 필수 지방산의 하나로 생리 작용에 중요한 성분이다. 달맞이꽃이나 모유 등에 극히 제한적으로 함유되어 있으며, 혈압과 혈당 수치, 혈중 콜레스테롤 수치를 낮춰 주는 프로스타글란딘(prostaglandin)의 합성에 반드시 필요하다.

특히 감마리놀렌산은 아이들에게 급증하고 있는 알레르기 등의 염증에 깊숙이 관여하는 프로스타글란딘의 합성과도 관련되어 있다. 프로스타글란딘은 염증을 일으키는 한편 염증을 억제하는 장점과 단점을 동시에 가지고 있다.

아라키돈산은 동물의 세포막을 만드는 중요한 지방산으로, 뇌와 모유, 간, 혈액 등에 많이 함유되어 있다. 그중에서도 기억력을 높여 주는 구성 요소로서 중요한 역할을 담당한다.

비타민의 모든 것

● 뇌가 정상적으로 활동할 수 있는 것은 비타민 덕분

Q 비타민은 어떤 특성을 갖고 있는가?

A 비타민은 단백질·탄수화물·지방과는 달리 에너지를 내거나 신체 구성 물질로 작용하지는 않지만 생명체가 살아가는 데 반드시 필요한 유기 화합물로, 우리 몸에서는 합성되지 않는다. 물에 녹

는 수용성(비타민 B·C)과 물에 녹지 않는 지용성(비타민 A·D·E·K)으로 크게 분류된다.

수용성 비타민은 장(腸)에서 흡수되어 순환계를 통해 세포 조직으로 운반되지만 지용성 비타민은 담즙산염에 의해 장에서 흡수된다. 수용성 비타민은 과잉 섭취해도 세포에 어느 정도 저장되고 나머지는 소변을 통해 몸밖으로 배설되기 때문에 과잉증을 우려할 필요가 없다. 다른 영양소와 효소, 아미노산의 활동을 지원해 주는 힘을 가진 영양소이므로, 병을 예방하고 몸 상태를 조절하는 데 반드시 필요하다.

Q 니아신(niacin)은 무엇인가?

A 비타민 B_3, 즉 니아신은 니코틴산(nicotinic acid) 이라고도 하며, 물에 녹는 비타민 B의 복합체를 이르는 말이다. 기억력·집중력과 관련된 신경 기능을 정상적으로 움직이게 해 주며, 피부 질환이나 위장 장애, 신경성 질환 등을 예방해 주기 때문에 펠라그라(pellagra) 방지 비타민이라고도 불린다.

살코기와 생선, 곡물, 콩, 견과류에 많이 들어 있으며, 트립토판으로 체내에서 합성할 수 있기 때문에 결핍될 가능성은 적지만 요즘 아이들은 트립토판이 풍부한 대두 제품이나 견과류를 좋아하지 않기 때문에 결핍 우려가 있다.

트립토판으로부터 비타민 B_3를 얻기 위해서는 비타민 $B_1 \cdot B_2 \cdot B_6 \cdot C$도 필요한데, 식생활 환경의 변화와 함께 여러 가지 비타민의 부족 문제가 야기되기 시작하여 니아신도 적극적인 보충이 필요한 실정이다. 매우 안정하기 때문에 요리나 보존 과정에서 파괴되지 않는다는 장점이 있지만 과잉 섭취하면 얼굴에 홍조가 나타날 수 있으므로 조심해야 한다.

Q 판토텐산(pantothenic acid)은 무엇인가?

A 비타민 B_5, 즉 판토텐산은 수용성 비타민으로, 비타민 B 복합체이다. 뇌의 신경 전달 물질을 만들어 내며, 스트레스를 해소하는 데 큰 효과가 있다. 미량이긴 하지만 동식물계에 광범위하게 분포한다. 사람의 경우 결핍증을 일으킬 만큼 심각한 결핍량은 알려져 있지 않지만 동물 실험 결과 피부 장애를 유발한다는 사실이 확인되었다.

특히 스트레스가 쌓이기 쉬운 수험생이 섭취하면 좋으며, 몸의 산화를 방지하고 부신 호르몬의 생산을 촉진하여 면역력을 높여 준다. 효모 · 간 · 신장 · 알 · 육류 · 표고버섯 · 소맥 배아 등 다양한 식품에 들어 있다.

Q 비타민 B_6도 뇌 신경에 좋은가?

A 비타민 B_6, 즉 피리독신(pyridoxine 또는 피리독솔)은 미생물과 동물에게 반드시 필요한 필수 영양소로, 뇌 세포나 신경 기능에 필요한 여러 가지 아미노산의 합성에 빠지지 않는 비타민이다. 아세틸콜린과 노르아드레날린 같은 신경 전달 물질의 생산에 관여하고,

알레르기를 조정하는 비타민과도 관련되어 있다. 필수 아미노산인 트립토판이 세로토닌 등의 신경 전달 물질로 변환될 때도 B_6의 도움이 필요하다.

지방이 글리코겐으로 변환될 때도 사용되고, DNA 등의 핵산 합성과도 관련이 있어서 '뇌를 지키는 신'이라고도 불린다. 결핍될 경우 빈혈이나 코와 입술 주위의 피부염·설염·구내염 등의 증상이 나타나지만 일반적인 식사를 하고 있다면 결핍증이 나타날 가능성은 거의 없다. 인삼·콩·소맥 배아·아보카도·바나나 등의 다양한 식품에 널리 존재하며, 특히 효모에 풍부하다.

Q 비타민 B_1과 B_2에 대해 궁금하다.

A 먼저 비타민 B_1, 즉 티아민(thiamine)은 피부 세포의 성장에 필수적인 비타민으로, 쌀겨에서 추출되었다. 뇌에 없어서는 안 되는 당질의 대사에 깊이 관여하며, 세포가 활동하게 하는 데 반드시 필요한 성분이다.

쌀겨와 배아 등의 곡물과 효모, 식물의 씨에 많이 들어 있으며, 동물성 식품 중에서는 돼지고기에 가장 풍부하다. 그렇기 때문에 쌀겨가 벗겨 나간 정백미보다는 티아민을 쉽게 섭취할 수 있는 현미밥을 주식으로 섭취하는 것이 좋다.

티아민이 결핍되면 각기병(脚氣病)·신경염·심장 기능 장애·전신 무기력·기억력 저하·불면증 등의 증상이 나타날 수 있다. 또한 티아민은 열에 약해서 굽거나 볶으면 15~20%, 삶거나 찌면

50% 이상이 손실되기 때문에 조리할 때 주의해야 한다.

비타민 B_2, 즉 리보플라빈(riboflavin)은 단백질의 구성 성분인 아미노산과 탄수화물의 산화와 관련된 물질대사에 관여한다. 동물에게 반드시 필요한 필수 영양소이지만 녹색 식물과 대부분의 세균·균류는 리보플라빈을 합성하지 못하기 때문에 식품을 통해 섭취해야만 한다.

육류와 생선 등의 동물성 식품과 콩류, 달걀, 녹색 채소 등에 함유되어 있으며, 결핍되면 구순증(口脣症)이나 설염(舌炎), 체중 감소, 피부염 등의 증상이 나타난다.

Q 비타민 C를 항(抗) 스트레스 비타민이라고 부르는 이유는?

A 비타민 C는 아스코르브산(ascorbic 酸)이라고도 불리는 수용성 비타민으로, 동물의 특정 대사 과정에 참여하며, 탄수화물과 유사한 화합물이다. 면역력을 높여 주기 때문에 특히 날씨가 추울 때는 감기 예방을 위해 비타민 C를 충분히 섭취해야 한다.

비타민 C가 항(抗) 스트레스 비타민이라고 불리는 이유는 몸의 면역력을 떨어뜨리는 스트레스에 대항하여 면역력을 높여 주기 때문이다. 그래서 비타민 C를 충분히 섭취하면 몸의 면역력이 상승하여 스트레스로 인한 질병과 여러 가지 알레르기 증상, 세균성 질환을 예방할 수 있다. 집중력·기억력·스트레스를 조절하는 신경 전달 물질인 도파민의 원료인 티로신 대사를 지원해 주기도 한다.

귤·오렌지·딸기·파인애플·토마토·복숭아 등 주변에서 쉽게 구할 수 있는 신선한 과일과, 고추·양파·브로콜리·파슬리·피망·완두콩·새싹 채소 등에 풍부하게 들어 있으므로 제철에 나온 신선한 재료를 골라 채소 위주의 식생활을 한다면 충분히 섭취할 수 있다.

Q 항산화 작용을 하는 비타민 E에 대해 궁금하다.

A 비타민 E는 토코페롤(tocopherol)로도 알려져 있으며, 강력한 항산화 작용으로 체내의 지질이 산화되는 것을 막아 준다. 그래서 발달 과정에 있는 아이들의 성장 호르몬이 정상적으로 분비되는 것을 도와주고, 모세 혈관의 혈액 흐름을 촉진하여 뇌에 산소와 영양 공급해 주는 혈액 순환을 돕는다.

특히 셀렌과 결합하면 항산화 효과가 더욱 커지므로 비타민 E의 강력한 항산화 효과를 기대한다면 정제되지 않은 곡류(현미)나 마늘·해조류·인삼·연어 등 셀렌이 풍부한 식품들과 함께 섭취할 것을 권한다.

그중에서도 비타민 E를 보충할 수 있는 최적의 식품은 아보카도이다. 아보카도는 과일과 채소 가운데 비타민 E 함유량이 가장 많은 데다 셀렌도 풍부하게 함유하고 있다.

콜린의 모든 것

● 기억 비타민인 콜린을 최대한 활용하면 기억력과 집중력이 향상

Q 콜린은 무엇인가?

A 콜린(choline)은 수용성 비타민 B군의 일종으로, 뇌혈관막을 통과할 수 있다. 포스파티딜콜린(phosphatidylcholine)은 체내에서 분해되어 콜린으로 변하고, 혈액으로 흘러 들어가 뇌로 전달된다. 여기서 포도당으로 만들어진 물질과 결합하여 아세틸콜린(acetylcholine)이 된다. 결국 콜린은 아세틸콜린의 음식 재료와 같다. 혈관 확장제로 작용하며, 특히 기억력과 학습 활동에 중요한 역할을 한다.

Q 그렇다면 아세틸콜린은 신경 전달 물질인가?

A 그렇다. 뇌에는 무려 1조 개나 되는 신경 세포가 있어서 시냅스(synapse) 중에서 신경 전달 물질이라 불리는 화학 물질을 내보내거나 받으면서 정보를 교환한다. 그중에서 단기적인 기억이나 새로운 것을 암기하는 데 깊이 관여하는 성분이 바로 아세틸콜린이다. 그래서 '기억 비타민'이라고도 불린다. 동물 실험을 통해서도 콜린이 학습 능력과 기억력을 향상시켜 준다는 사실이 확인되었다.

식물섬유의 모든 것

● 배변을 원활하게 하고 장(腸) 건강을 지켜 주는 파수꾼

Q 식물섬유란 무엇인가?

A 식물 세포로 이루어진 섬유의 총칭으로, 인간의 소화 효소로는 소화할 수 없는 식물 성분을 일컫는다. 이 때문에 이전의 영양학에서는 크게 주목받지 못했으나 변비에서 암 예방까지 다양한 효능이 사실이 밝혀지면서 큰 관심을 끌고 있다.

식물섬유는 크게 난용성과 수용성으로 나눠지는데, 난용성은 주로 식물의 세포벽을 구성하며, 셀룰로오스·헤미셀룰로오스·리그닌 등이 속한다. 반면 수용성은 세포 내에 저장되거나 식물이 분비한 성분에 포함되며, 사과와 귤에 함유되어 있는 펙틴과 곤약에 들어 있는 만난, 해초류에 들어 있는 알긴산 등이 포함된다.

특히 식물섬유가 많이 들어 있는 식품은 섭취 열량에 비해 포만감이 크기 때문에 비만 억제와 변비 예방 및 개선에 효과가 있다. 그러나 각각의 활동이 다르기 때문에 단일 식품보다는 여러 가지 종류의 식품을 통해 섭취하는 것이 더욱 효과적이다.

Q 기능성 식물섬유 음료와 식품이 판매되고 있는데, 얼마나 효과가 있는가?

A 기능성 음료나 식품보다는 음식물로 섭취할 것을 권장한다. 마시

식물섬유가 풍부한 식품

(100g 중 식물섬유의 양. 출처 : 오정 일본 식품 표준 성분표)

모든 영양소는 식사를 통해 자연스럽게 섭취하는 것이 가장 좋다. 이는 식물섬유도 마찬가지이다. 그러나 어린 아이의 경우 식물섬유가 들어 있는 식품을 지나치게 많이 섭취할 경우 비타민과 미네랄의 흡수율이 저하되거나 지질과 단백질이 대변으로 배설될 수 있으므로 주의해야 한다.

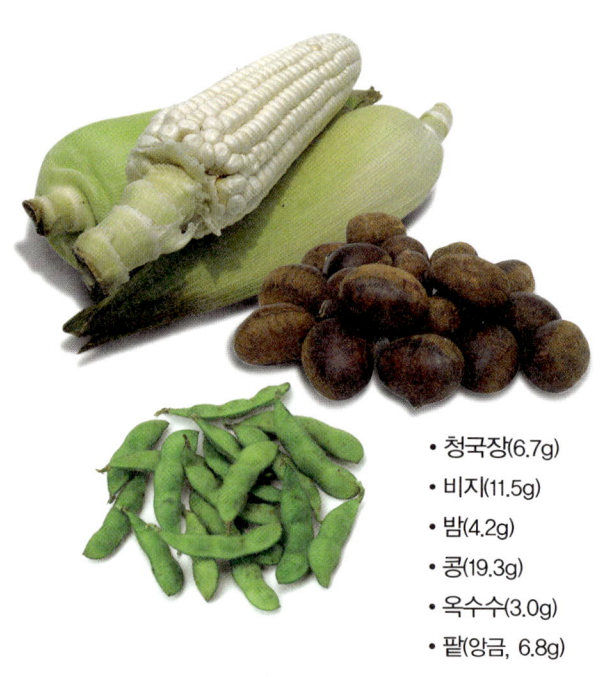

- 청국장(6.7g)
- 비지(11.5g)
- 밤(4.2g)
- 콩(19.3g)
- 옥수수(3.0g)
- 팥(앙금, 6.8g)

식물섬유가 풍부한 식품들

는 식물섬유로는 씹는 활동을 생략하게 되지만 음식을 통해 섭취하면 자연스레 씹어야 하기 때문이다. 음식물을 씹을 때마다 뇌가 자극을 받아 활동적으로 변해 학습 능률도 오른다.

그러나 식물섬유를 섭취하는 데 있어서도 주의할 것이 있다. 식물섬유는 장내에서 청소부 역할도 하는데, 지나치게 많이 섭취할 경우 구리나 아연, 철, 칼슘 등 우리 몸에 필요한 필수 미네랄과 비타민 C의 흡수를 방해할 우려가 있기 때문이다.

특히 여성들의 경우에는 다이어트를 목적으로 식물섬유를 함유한 보조 식품을 많이 이용하는데, 식물섬유로 알려진 키틴(chitin)이나 키토산(chitosan)은 지방이나 미네랄을 흡착하여 배출하는 기능도 하므로 주의해야 한다.

Q 식물섬유는 '킬레이트'에도 도움이 되는가?

A 그렇다. 장 속의 유해 물질을 배설하는 데 도움이 된다. 이것에 적당한 재료로는 사과와 바나나에 함유되어 있는 펙틴이다.

유해 물질은 외부의 적으로부터 장을 지켜 주는 막 바리케이트를 공격하여 막을 파괴하고 혈액 속으로 흘러 들어온다. 이렇게 되면 유해 성분이 뇌까지 가게 되는데, 펙틴은 대변과 함께 이들 유해 물질을 배설해 주는 고마운 성분이다. 장내 환경이 좋아지면 막 바리케이트의 재생도 빨라진다.

미네랄의 모든 것

● 미네랄의 균형을 유지하는 것이 건강의 비결

Q 미네랄은 우리 몸에서 어떤 역할을 하며, 몇 종류가 있는가?
A 미네랄은 한 마디로 사람이 살아가는 데 없어서는 안 되는, 모든 생명체에 반드시 필요한 성분이다. 특히 효소는 미네랄이 없으면 활동을 할 수 없다. 자연계에 존재하는 미네랄은 약 70여 종으로, 그중 우리 몸에 들어 있는 것은 30종 정도이다. 우리 몸은 산소·탄소·수소·질소의 4원소로 구성되어 있는데, 이 4원소가 거의 대부분인 96%를 차지하고, 나머지 4%가 미량 원소인 미네랄이다. 이 4%의 미량 영양소가 몸의 기능을 유지하고 조절하는 역할을 한다.

특히 미네랄은 우리 몸의 균형, 즉 미네랄 밸런스(balance)에 크게 영향을 받는다. 그래서 비록 필요량은 적을지 모르지만 우리 몸은 그 작은 농도 변화에도 민감하게 반응하기 때문에 균형 유지에 힘써야 한다.

그리고 필수 아미노산과 마찬가지로 다양한 미네랄 중에서도 살아가는 데 없어서는 안 되는, 우리 몸에 반드시 필요한 미네랄이 있는데, 이를 필수 미네랄이라고 한다. 지금까지 밝혀진 필수 미네랄은 17종류지만 계속 증가할 것으로 보인다.

Q 그렇다면 비타민과 미네랄의 차이는 무엇인가?

A 비타민과 미네랄은 사람이 살아가기 위해 반드시 필요하다는 공통점을 가지고 있다. 그러나 미네랄은 예를 들면, 칼슘과 나트륨, 칼슘과 마그네슘처럼 일정한 균형을 유지하면서 상승 역할을 하는 것이 다르다. 이 균형을 붕괴하지 않는 것이 중요하다.

Q 미네랄도 두뇌 활동에 막대한 영향을 주는가?

A 물론이다. 그중에서도 특히 칼슘 · 마그네슘 · 구리 · 아연은 뇌 기능 활성화에 없어서는 안 되는 미네랄이다. 이들 성분을 섭취할 때는 특히 칼슘만 섭취하기보다 칼슘과 마그네슘을 2 : 1 비율로 섭취하는 것이 좋다. 뇌 속의 칼슘은 효소의 활동을 높여 주고 신경 정보가 원활하게 흐르도록 해 준다. 또한 신경이 흥분되는 것을 진정시키고 정신을 안정시키는 역할도 한다. 그러나 인을 지나치게 많이 섭취하면 인과의 균형을 맞추기 위해 뼈에서 혈액으로 칼슘을 방출하여 칼슘이 감소한다. 그러므로 칼슘을 섭취할 때는 마그네슘, 구리, 인 등과 함께 섭취해야 효과적이다.

● 미네랄은 한 가지보다는 함께 섭취하는 것이 효과적

Q 마그네슘은 어떤 역할을 하는가?

A 헤모글로빈에 들어 있는 철과 비슷한 작용을 하고 신경 및 근육 건강에 중요한 마그네슘은 뇌내의 신경 전달 물질인 아세틸콜린

서로 상승 작용을 하는 미네랄

미네랄은 한 가지보다는 여러 종류를 함께 섭취하는 것이 좋다. 서로 결합하여 상승·보완 작용을 하면 흡수율이 더욱 높아지고 균형도 잘 맞는다.

- 칼슘 · 셀렌 · 망간 · 구리 · 인 · 요오드 · 마그네슘 · 규소
  ⇨ 뼈를 형성한다.
- 칼슘 · 아연 · 인 · 마그네슘 · 나트륨
  ⇨ 불면증을 해소하고 스트레스를 풀어 준다.
- 비타민 B_1 · 크롬 · 마그네슘 · 비타민 B_2 · 인 · 몰리브덴
  ⇨ 당질 대사를 높여 준다.

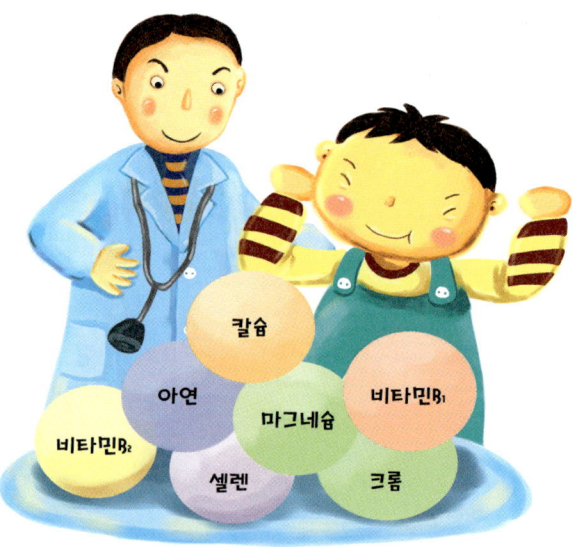

미네랄이 균형을 이루면 효과가 더욱 상승

의 생산을 돕는다. 미국에서 ADHD인 아이의 마그네슘 양을 분석한 결과, 95%의 아이에게서 마그네슘이 부족하다는 사실이 확인되었다. 마그네슘이 부족하면 사탕이나 초콜릿 등의 단 것을 계속 먹고 싶어하고 체중이 증가할 뿐만 아니라 얼굴에 여드름이 난다. 아보카도·호박씨·톳·두부·콩류·해산물·코코아·참깨·들깨·견과류·현미 등에 함유되어 있으므로 충분히 섭취하는 것이 좋다.

Q 아연도 뇌에 중요한 미네랄인가?

A 그렇다. 특히 아이들에게 끼치는 영향이 크다. 우리 몸에 꼭 필요한 미량 미네랄로 적혈구에 존재하며, 췌장에서 인슐린의 저장을 돕는 중요한 역할을 한다. 부족할 경우 뇌세포에 필요한 아미노산의 공급이 부족해져 지능 발달이 늦어지거나 운동 능력 저하, ADHD의 증상 등을 초래할 우려가 있다.

특히 아연을 보충할 때는 구리와의 균형이 중요하므로 청어나 아보카도, 달걀 노른자, 빨간 순무, 완두콩 등을 함께 섭취하는 것이 좋다. 굴과 우유, 해조류, 효모, 감자, 완두콩 등에도 풍부하게 함유되어 있다.

Q 구리도 유해 금속의 배설에 도움이 되는가?

A 그렇다. 수은과 납 등의 유해 금속이 뇌에 들어갔을 때 활동하는 메탈로티오네인은 구리가 부족하면 생산되지 않는다. 철·비타민

B_{12}와 함께 효소를 세포로 운반하기 위한 혈중 헤모글로빈을 만드는 역할도 한다. 철의 대사도 도와주기 때문에 구리가 부족하면 아무리 철을 많이 섭취해도 빈혈이 낫지 않는다. 그러므로 빈혈 증상이 있는 사람은 철뿐만 아니라 구리의 보충에도 신경을 써야 한다. 그러나 과잉 섭취할 경우 비타민 B_1의 흡수를 방해하므로 주의해야 한다. 비타민 B_1이 부족하면 ADHD를 유발할 수 있기 때문이다. 간과 육류, 푸른 채소, 곡물 등에 풍부하다.

헤모글로빈에 들어 있는 철과 비슷한 작용을 하고 신경 및 근육 건강에 중요한 마그네슘은 뇌내의 신경 전달 물질인 아세틸콜린의 생산을 돕는다. 미국에서 ADHD인 아이의 마그네슘 양을 분석한 결과, 95%의 아이에게서 마그네슘이 부족하다는 사실이 확인되었다.

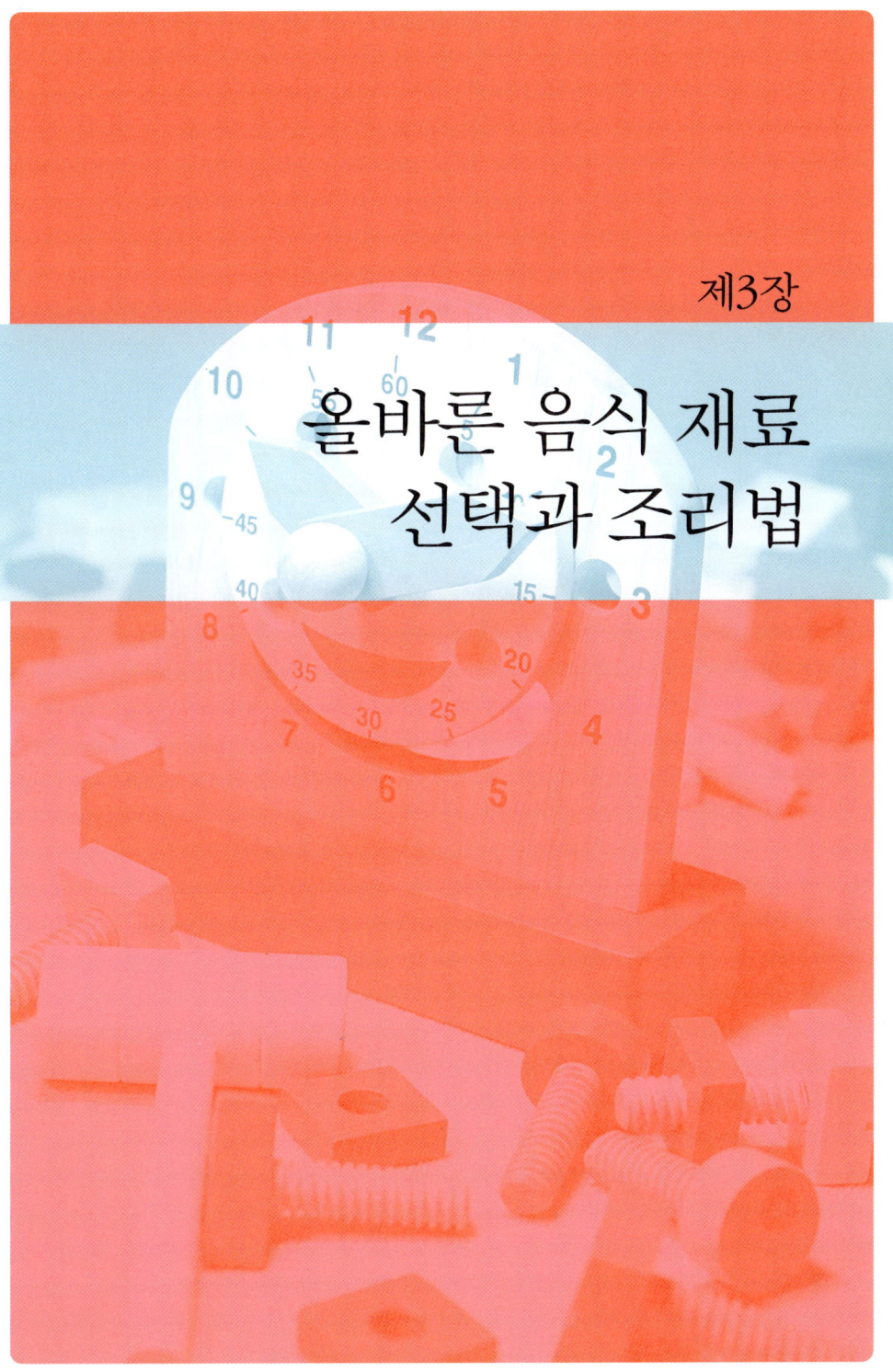

제3장

올바른 음식 재료 선택과 조리법

| 올바른 음식 재료 선택과 조리법 |

아이의 건강을 해치는 잘못된 음식 상식

음식 재료 선택, 혹시 이런 식으로 구매하고 있지는 않나요?

주부 상식 확인표

1	지금은 계절을 불문하고 무엇이든 구입할 수 있기 때문에 제철 식품에 크게 구애받지 않는다.	Yes / No
2	채소 생산지나 재배법에 크게 신경 쓰지 않는다.	Yes / No
3	생선이나 육류의 생산지, 양식어 확인에 무관심하다.	Yes / No
4	편리하므로 잘라 놓거나 씻어 놓은 채소를 산다.	Yes / No
5	흰쌀, 흰빵, 흰설탕, 정백 소맥분을 먹고 있다.	Yes / No

6	슈퍼에서 판매하는 달걀을 의심 없이 구입하는 편이다.	Yes / No
7	식물성 기름인 마가린은 건강에 좋다.	Yes / No
8	무착색 식품은 안전하다는 생각에 자주 구매한다.	Yes / No
9	기름은 다 똑같다고 생각한다.	Yes / No
10	편리하고 보존 가능한 냉동 식품을 자주 구입한다.	Yes / No
11	가공 식품의 첨가물을 하나하나 확인하지 않는다.	Yes / No
12	아이가 좋아하는 햄버거나 프라이드 치킨을 자주 사준다.	Yes / No
13	다시 국물을 만들 때는 항상 감미료나 조미료를 사용한다.	Yes / No
14	요리하기에 편해서 참치 캔을 자주 이용한다.	Yes / No
15	시간 절약을 위해 전자레인지를 자주 이용한다.	Yes / No

| 1 | 지금은 계절을 불문하고 무엇이든 구입할 수 있기 때문에 제철 식품에 크게 구애받지 않는다 · [No]

● 제철 식품을 섭취하면 두뇌 활동이 향상

지금은 제철 식품이 따로 없다. 슈퍼마켓이나 마트에만 가면 여름에도 귤을 먹을 수 있고, 한겨울에도 수박을 구할 수 있다. 겨울이 제철인 시금치는 일 년 내내 빠지지 않고 식탁에 오른다. 이처럼 계절을 불문하고 무엇이든 구할 수 있기 때문에 언제가 제철인지 헷갈리는 식품들도 많다.

그러나 자연에서 자라는 모든 생물은 자연의 섭리가 있다. 새빨간 토마토가 눈부시게 쏟아져 내리는 여름 태양 아래에서 열매를 맺는 것은 토마토가 씨를 보존하기 위한 최적의 기후가 고온 다습한 여름이기 때문이다. 새빨간 색을 띠는 것 역시 강렬한 자외선으로부터 자신을 보호하기 위해 '리코핀(lycopene)'이라는 플라보노이드(flavonoid)를 만들어 내기 때문이다.

그러나 인간의 욕심은 땅이 쉴 틈을 주기는커녕 일 년 내내 출하를 하기 위해 과일과 채소를 인공 재배하고 있다. 키우는 과정에서 발육과 생장을 촉진해 주는 화학 물질도 다량 사용하고 있다.

그러다 보니 당연히 채소에 들어 있는 좋은 영양소는 과거와 비교하여 눈에 띄게 낮아졌다. 노지에서 자란 제철 식품과 비닐 하우스에서 화학 물질을 먹고 자란 식품의 영양 성분 함량이 차이나는 것은 당연하다.

■ 식품별 제철 시기 (단, 지역에 따라 다소 차이가 있다)

	어패류	채소류	과일
1월	대구	당근, 배추, 순무	귤
2월	잉어, 대합	유채, 쑥갓	팔삭(귤의 일종)
3월	전갱이, 청어	양상추, 표고버섯	
4월	미역	죽순, 껍질콩	딸기
5월	가다랑어	머위, 그린피스	딸기
6월	은어	누에콩, 감자	딸기
7월	낙지	오이, 양파, 풋콩	멜론, 버찌
8월	농어	호박, 토마토, 가지, 피망	복숭아, 수박
9월	꽁치, 고등어	오크라(아욱의 일종)	포도
10월	꽁치, 정어리, 고등어	토란, 고구마	배
11월	연어, 오징어	시금치, 우엉	사과, 감
12월	도미	무, 파	귤

　겨울이 제철인 시금치의 비타민 함유량을 비교해 보아도, 과거의 최초 식품 성분표에 의하면 100g 중 150mg이었으나 세 번째로 조사된 식품 성분표를 보면 100mg, 5회째는 60mg으로 계속해서 감소했다. 제철에 나지 않은 여름 시금치는 비타민 C가 20mg밖에 들어 있지 않았다. 제철에 나온 신선한 식품을 먹는 것이야말로 우리 몸에 필요한 영양소를 흡수하여 불필요한 화학 물질과 유해 금속을 배출할 수 있

는 가장 좋은 방법이다.

채소와 마찬가지로 해조류와 어패류에도 제철이 있다. 생선의 제철은 어획량이 많은, 즉 대량으로 출하되는 시기를 말한다. 번식기 직전의 살이 통통하게 오른 시기이기도 하다. 생선은 그 자체로 가장 원기 있고, 우리 몸에 좋은 영양소를 충분히 함유하고 있다.

환경 오염으로 인해 식품을 안심하고 먹을 기회가 줄어들고 있지만 한창 성장하고 있는 아이들을 위해 안전한 재료를 선택하는 것이 중요하다.

| 2 | 채소 생산지나 재배법에 크게 신경 쓰지 않는다 ······ [No]

● 출하 전에 농약을 뿌리는 포스트 하비스트가 문제

가격이 싸다는 매력에 끌려 중국산 식품을 구입하던 주부들도 이제는 중국산 식품의 구매를 자제하고 있다. 그도 그럴 것이 중국산 김치와 생선 등의 수입 식품이 그동안 끊임없이 사회적 문제가 되면서 많은 사람들이 먹거리에 대한 인식을 다시 하고 있기 때문이다. 그러나 아직도 보건복지부에서 사용을 금하고 있는 농약을 사용하거나 기준치를 초과한 양을 사용하는 사람들도 많다.

수확 후 보존 기간을 늘리기 위해 농작물에 농약을 뿌리거나 출하 직전에 대량의 살충제와 살균제를 뿌리는, 이른바 포스트 하비스트(post harvest)도 심각하다. 특히 수입 감귤류의 80%에서 포스트 하비스트 농약이 검출되고 있으며, 시중에서 판매되고 있는 농작물의 30~40%에 잔류 농약이 남아 있다고 한다.

물론 대부분 허용치를 초과하는 수준은 아니지만 문제는 한 번 먹고 마는 것이 아니라 계속해서 먹는다는 데 있다. 농약뿐만 아니라 식품 제조나 보존 과정에서 첨가되는 화학 물질의 양까지 생각한다면 그 피해는 고스란히 소비자인 우리에게 돌아올 수밖에 없다.

채소와 과일뿐만 아니라 수입 어패류에 유해 금속이 잔류해 있을 위험성도 지적되고 있다. 장어나 새우 등의 양식어에 사용되는 항생 물질에 대해서는 일정한 잔류 기준이 허용되어 있다. 하지만 눈앞의 이익과 부당한 영리에 급급한 나머지 허용 기준을 초과하는 양을 사용하는 일부 비양심적인 사람들이 있어 문제이다.

포스트 하비스트(post harvest)란?

수확 후에 신선도를 유지하고 해충과 곰팡이, 부패로 인한 피해를 방지하기 위해 뿌리는 포스트 하비스트. 농사를 짓는 도중에 뿌리는 농약도 문제이지만 수확 후 곧 소비될 농작물에 뿌려진다는 면에서 더욱 위험하다. 우리나라에서는 규제 물질이지만 외국에서는 사용이 허가된 물질이 그대로 사용되고 있는 경우도 있다. 특히 포스트 하비스트에 사용되는 농약은 잔류 허용 기준이 없어서 더욱 심각하다. 여기에 제조와 보존 과정에서 첨가된 화학 물질도 영향을 미친다. 결국 우리 몸은 각종 농약과 화학 물질에 무방비로 노출되어 있는 것이다.

잔류 농약이나 항생 물질처럼 우리 몸에 해로운 성분들은 생산 단계에서부터 양심적으로 생산되는 것이 가장 좋지만 그것이 지켜지지 않는다면 자발적으로 위험을 예방하는 소비자 마인드를 갖는 것도 필요하다. 유기농으로 재배한 식품의 가격이 일반 식품에 비해 비싸고, 식품 하나하나의 원산지와 농약 첨가 유무를 확인하는 것이 번거롭더라도 아이와 가족의 건강을 위해서는 꼼꼼히 따져 보고 선택하는 것이 중요하다.

| 3 | 생선이나 육류의 생산지, 양식어 확인에 무관심하다 ···[No]

● 슈퍼에서 판매하고 있는 양식어는 약품 덩어리

비싼 가격이 부담되어서 쉽게 살 수 없는 자연산 광어. 이런 고급 생선을 저렴한 가격에 먹을 수 있다는 이유로 양식어를 찾는 사람들이 많다. 이 때문인지 싼 가격에 회를 공급하는 체인점도 생겨나 전국적으로 호황을 누리고 있다. 감성돔·참돔·광어·방어·새끼 방어·무지개 송어·농어·장어·미꾸라지 등은 물론이고, 해조류와 조개류도 꾸준히 양식되고 있다.

그런데 최근 들어 양식어의 위험성이 주목받고 있다. 양식은 종묘라 불리는 치어(稚魚)에게 사료를 먹여 상품이 되는 성어(成魚)가 될 때까지 기르는 것을 말한다. 그러나 좁은 통 속에 많은 생선을 넣어 키우다 보면 성어가 되는 동안 병에 걸리거나 미성숙한 것들이 나오는 것이 당연하다. 이를 예방하기 위해 항생 물질을 투여하기도 한다는 사실은 잘 알고 있을 것이다.

경우에 따라서는 통의 그물이 풀리는 것을 방지하기 위해 유기 중금속인 주석을 안쪽에 도포하기도 한다. 그런데 주석은 생선이나 조개류의 기형을 야기한다. 문제는 이들 약과 유해 금속이 양식어를 통해 우리 몸속으로 들어온다는 것이다.

그러므로 생선을 먹을 때는 반드시 자연산을 선택할 것을 권한다. 참치 등의 대형 회유어의 경우 바다 오염으로 인한 수은 축적이 우려된다는 점에 대해서는 앞에서도 밝혔다. 다행히 정어리나 꽁치는 양식어가 없으므로 수험생이 있는 가정에서는 정어리나 꽁치로 DHA를 보충하는 것이 좋다. 이때도 미리 잡아 얼려 놓은 냉동 제품보다는 제철에 잡은 것을 먹는 것이 좋다. 자연산은 살이 탱탱하고 색깔도 선명하지만 양식어는 어두운 곳에서 자라 햇빛을 충분히 받지 못하고 자란 탓에 약간 검은색을 띤다는 것을 알아두고 생선을 고를 때 참고하면 좋을 것이다.

약품 첨가로 인해 기형이 된 생선을 토막내거나 가공품으로 만들더라도 소비자의 입장에서는 알 수 없다는 점을 악용해 시중에 판매되고 있는 제품도 있으므로 주의를 기울여야 한다. 값이 지나치게 싸거나 의심이 가는 제품은 아예 사지 않는 것이 좋다.

● 정확한 '식육 원산지 표시 정책'과 제도의 정착이 필수

이전에는 고기를 살 때 겉으로 봐서 상품의 좋고 나쁨만 판별할 수

있으면 되었지만 이제는 사료나 족보에까지 신경을 써야 한다. 본격적인 육류 수입 수입도 문제거니와 어떤 곳에서 어떤 사료를 먹고 자랐는지에 따라 고기의 질은 물론 맛이 달라지기 때문이다. 그러나 정직하지 못한 일부 유통 회사 직원들과 관련자들 때문에 이제는 상품에 표기된 사항도 믿을 수 없는 실정이다.

특히 지금까지는 식당에서도 고기의 원산지를 표시하는 것이 의무화되어 있지 않아 수입육이라 해도 굳이 그것을 밝힐 필요가 없었다. 하지만 육류가 본격적으로 수입되기 시작하면 일정 규모 이상의 음식점의 경우 생산국 표시는 물론 그것이 육우(肉牛)인지, 한우(韓牛)인지 등의 정보를 표기하게 하는, '식육 원산지 표시' 정책을 실시할 예정이라고 한다. 그렇게 되면 차돌박이 부위라고 표시되어 있던 소고기가 사실은 야맹증이 있는 소였고, 지방 생성을 위해 비타민 A를 먹이지 않아 고급 차돌박이로는 비타민 A를 섭취하기가 어렵다는 그간의 논란들도 사라질 것이다.

지금의 소나 돼지, 닭은 대부분 배합 사료를 먹고 자란다. 그런데 문제는 경제적 효율성을 위해 빨리 자라게 하려는 목적으로 사료에 성장 호르몬제나 병을 예방하는 항생 물질을 섞는다는 것이다. 이렇게 되면 그 사료를 먹는 가축들에게도 좋지 않지만 그것이 인간의 몸에 들어와 끼치는 영향은 더욱 나쁘다. 이처럼 자연의 섭리에 어긋나는, 옳지 못한 방법으로 자라난 소, 돼지, 닭고기를 소중한 내 아이에게 매일 먹이고 있지는 않은지 한번 뒤돌아보자.

| 4 | 편리하므로 잘라 놓거나 씻어 놓은 채소를 산다 ······ [No]

● 겉으로는 신선해 보여도 표백제와 산화 방지제가 가득

조리 시간도 줄여 주고 이용하기도 편리한 데다 따로 손질할 필요 없이 적당한 크기로 잘려 깔끔하게 포장되어 있는 채소를 구입하는 주부들이 많을 것이다. 그러나 껍질을 벗겨 칼로 자른 채소가 싱싱하다는 것은 뭔가 부자연스럽다고 생각하지 않는가? 채소는 살아 있는 상태에서 일단 뿌리가 뽑히는 순간 변색되거나 시들기 시작한다. 그런데 슈퍼마켓이나 마트에서 판매되고 있는 제품들은 오랫동안 뽀얀 색깔과 신선함을 유지한다. 이는 결국 이들 식품에 표백제나 산화 방지제가 들어 있다는 반증이 아니겠는가?

게다가 제조 공정에서의 위생 문제도 상당히 신경 쓰인다. 더 나은 것을 고르기 위해 하루 종일 많은 사람들이 만지는 것은 물론이고, 여러 가지 기계와도 접촉하기 때문이다. 이를 방지하기 위해 제조 공정에서 표백제나 산화 방지제 등이 사용될 것이다. 그런데 표백제에는 염소가 포함되어 있다. 게다가 산화 방지제의 대부분은 인산염으로, 과잉 섭취할 경우 칼슘과 철의 흡수를 방해한다.

또 한 가지 걱정되는 것은 많은 제품이 중국산이나 미국산이 많고, 대부분 생산국 기준으로 재배된다는 것이다. 즉 우리나라에서는 규제 대상이지만 해당국에서는 사용이 허가된 물질일 수도 있다.

음식물에 대한 문제가 끊임없이 불거지자 생산국에 사용 금지 고지를 하고, 수입 검사를 엄격하게 하고 있지만 수입 재료 대부분에

우리 몸에 좋지 않은 영향을 끼치는 물질이 포함되어 있다는 것을 생각해 볼 때 안심하기에는 아직 이르다.

세척 채소도 문제는 마찬가지이다. 하얗고 매끈한 연근, 우엉, 감자, 콩나물, 팽이버섯 등은 약으로 표백되고 살균되었을 가능성이 크다. 당장은 손이 덜 가서 편하고 조리하기 쉬울지 모르지만 시간이 지난 뒤에 나타날 피해를 생각한다면 지금부터라도 재료 선택에 신중을 기해야 할 것이다. 손질이 귀찮고 시간이 걸리더라도 기왕이면 흙이 묻어 있는 채소를 골라 직접 손질하여 먹는 것이 안전하다.

| 5 | 흰쌀, 흰빵, 흰설탕, 정백 소맥분을 먹고 있다 ········ [No]

● 정백·정제된 식품은 영양소가 거의 파괴되어 있다

흔히 흰밀가루, 흰설탕, 흰쌀을 들어 '3백(三白) 식품'이라고 한다. 모두 정백(精白)·정미(精米)한 식품의 대표격이다. 그러나 이들 식품은 정백하고 정제하는 과정에서 원래 식품이 가지고 있던 효과적인 성분이 제거된다. 이 때문에 일부 영양소의 결핍증에 걸리거나 결함이 있는 식사를 하게 될 가능성이 있다.

그중에서도 가장 심각한 문제를 야기하는 것은 흰설탕이다. 설탕 섭취량이 지나치면 '저혈당증(低血糖症)'이 되는데, 지금 아이들 사이에 번지기 시작해 새로운 현대병으로 우려되고 있는 것이 바로 저혈당증이다.

저혈당증은 혈액의 글루코오스(glucose) 수치가 이상하게 낮아지는 병으로, 설탕을 섭취하는데 저혈당증이 걸린다는 말에 의문을 제기하는 사람이 많을 것이다. 그 메커니즘을 소개하면 다음과 같다.

앞에서도 이야기했듯이 설탕은 우리 몸에 들어와 수십 초 만에 글루코오스로 변환되는 초스피드 식품이다. 그런데 설탕이 한꺼번에 몸속으로 들어오면 혈당치가 급상승한다. 그러면 이를 정상 수치로 만들기 위해 인슐린이 활발하게 분비되기 시작하는데, 이것이 습관적으로 반복되면 어쩌다 한번 설탕을 섭취하더라도 인슐린은 아무 생각 없이 활발하게 움직여 혈액을 통해 당을 세포 속으로 들어가게 하여 혈당치를 낮춰 버리는 것이다. 이것이 바로 저혈당증이다.

설탕 대신 올리고당과 스테비아를

대부분의 식물에 존재하는 올리고당은 칼로리가 거의 없고 충치를 유발하지 않는다. 우리 몸속에 들어가 소화, 흡수되지 않고 바로 대장으로 내려가 비피더스균의 먹이가 되기 때문이다. 이러한 장점 때문에 최근 들어 설탕 대신 올리고당을 이용하는 사람들이 늘고 있는데, 대형 마트와 쇼핑몰에 가면 쉽게 구할 수 있다.

국화과의 허브 식물인 스테비아는 당도는 설탕의 200~300배나 되지만 칼로리는 1/90 수준으로 매우 낮고, 녹차보다 황산화 작용이 5배나 강한 탁월한 식물이다. 주로 식물을 키워 개화하기 직전의 가지를 따서 말린 것을 요리에 이용한다. 단맛은 강한 반면 칼로리는 낮아 다이어트 식품이나 감미료로 주로 이용된다.

저혈당증이 되면 안절부절못하면서 쉽게 화를 내거나 공격적으로 변하고, 작은 일에도 쉽게 피곤함을 느끼며, 생기가 없어진다. 학습 능력이 떨어지는 것은 당연하다.

쌀은 정백할수록 영양분이 감소하는데, 영양분의 감소와 함께 식물섬유 함유량도 줄어든다. 소맥분도 마찬가지이다. 반면 정백도가 낮고 검은 소맥분이나 소맥을 통째로 가루로 만든 전립분에는 식물섬유가 풍부하게 함유되어 있다. 바로 이 식물섬유가 저혈당증 개선에 큰 도움이 된다.

식물섬유는 소화와 흡수 속도를 조절하여 글루코오스가 혈액 속으로 천천히 들어갈 수 있도록 한다. 그러면 췌장에서도 그 속도에 맞춰 인슐린이 분비되어 원래의 움직임을 유지할 수 있게 되어 저혈당증은 물론 당뇨병과 같은 생활습관병도 예방할 수 있다. 이러한 이유로 정백하지 않은 밀가루를 권장하는 것이다. 가공 식품에 들어 있는 설탕의 양도 상당하므로 앞으로는 요리에 올리고당이나 스테비아를 이용해 보자.

| 6 | 슈퍼에서 판매하는 달걀을 의심 없이 구입하는 편이다 · [No]

● 스트레스를 받고 자란 닭이 낳은 달걀이 문제

요즘 양계장의 닭들은 대부분 몸을 움직일 수도 없고 창도 없는 좁은 닭장에서 하루종일 알만 낳는다. 이 때문에 달걀은 '완전 식품'이라 불릴 만큼 뛰어난 영양을 자랑함에도 불구하고 안정적인 공급이 이루어져 가격 변동도 거의 없다.

게다가 황색란이든 흰색란이든, 유정란이든 무정란이든 특수 성분이 들어 있는 것이든 영양적으로 거의 차이가 없다는 점에서 어떤 것을 먹어도 상관 없다. 하지만 사료에 들어 있는 항생 물질을 생각하면 걱정하지 않을 수가 없다.

좁은 닭장에 가두어져 자란 닭들은 엄청난 스트레스를 받고 있으며, 이 스트레스로 인해 장내 박테리아 환경이 크게 변한다. 이렇게 되면 우리가 흔히 좋지 않다고 생각하는 대장균이나 장내 균이 증가하여 유익균인 비피더스균과 유산균이 감소한다. 또한 닭의 면역력이 저하되고 저항력이 약해져 감염증에 걸릴 위험성도 증가한다. 좁은 닭장에서 자란 닭들에게 감염증이 발생할 경우 짧은 시간 내에 양계장 전체에 퍼지는 것은 당연하다.

이를 방지하기 위해 사육사들은 항생 물질이 포함된 사료를 먹이기도 한다. 어린 닭을 빨리 키워서 알을 낳게 하기 위해 호르몬제를 투여하거나 껍질을 선명하게 만들기 위해 첨가물을 넣는 경우도 있다. 결국 사료를 통해 닭의 몸속으로 들어간 약물이 달걀에 잔류할 가능성은 상당히 높다.

이러한 위험성과 유해성에 대한 인식이 확대되면서 천연란에 대한 관심이 높아지고 있다. 비록 가격이 비싸고 일반란에 비해 구하기 쉽지 않다는 단점이 있지만 천연란을 구입하여 섭취하면 건강하고 안전한 달걀을 먹을 수 있다.

특히 껍질에 닿아 손을 통해 감염되는 세균을 방지하기 위해서는 가능하면 덜 만져야 한다. 뾰족한 부분을 아래쪽으로 향하게 하여 용기째 그대로 보관하면 된다. 동그란 쪽에 기실(氣室)이라고 하는 빈 공간이 있어서 잡균을 막아 주기 때문이다.

껍질에 묻어 있을지도 모르는 균을 제거하기 위해 물에 씻는 경우가 있는데, 이는 잘못된 것이다. 달걀을 씻으면 표면의 큐티클(Cuticle, 식물의 표피 세포나 동물의 상피 세포의 분비물로 이루어진 층 중 외측의 단단한 막과 같은 구조의 층, 수분이 발산하는 것을 막아 주고, 세포를 보호하는 기능을 한다)층이 파괴되어 미생물이 침입할 수 있기 때문이다.

그러나 달걀은 우유, 대두와 함께 알레르기를 유발하는 대표적인 식품의 하나이므로 안전을 위해서는 속까지 완전히 익혀 섭취하는 것이 좋다.

| 7 | 식물성 기름인 마가린은 건강에 좋다 · · · · · · · · · · · · · · · [No]

● 마가린은 우리 몸에 해로운 변이 지방산으로 만들어진다

유감스럽게도 마가린을 식물성 기름으로 만든 건강 식품이라고 생각하는 사람들이 많다. 심지어 버터보다 건강에 좋다는 생각에 버터 대신 마가린을 이용하는 주부들도 많다. 그러나 우리의 생각과는 달리 서양에서는 마가린과 쇼트닝은 '위험한 지방'으로 분류되어 많이

사용되지 않고 있다.

마가린은 우리 몸에 해로운 '변이(trans) 지방산'이라는 지방으로 만들어진다. 변이 지방산은 부패한 지방을 말한다. 식물성 기름에 수소 첨가라는 화학 처리를 하여 인공적으로 만든 포화 지방산이기 때문에 실온에서도 녹지 않고 딱딱한 상태로 굳어 있다.

원래 식물성 기름은 상온에서 액체 상태를 유지해야 한다. 그런데 변이 지방산은 세포막의 성질을 변화시키거나 지용성 비타민 또는 효소의 활동을 막는다. 이것을 몸밖으로 배출하기 위해서는 많은 비타민과 미네랄이 필요하다. 그렇지 않으면 심장병을 유발하거나 좋지 않은 콜레스테롤을 증가시키기 때문이다.

마가린은 건강에 좋다는 잘못된 상식으로 인해 지금도 막대한 양의 마가린이 우리 아이의 몸속에 들어가고 있다. 그러나 아이의 건강을 생각한다면 더 이상 마가린을 사용하지 말라고 권하고 싶다.

| 8 | 무착색 식품은 안전하다는 생각에 자주 구매한다 ······ [No]

● 무착색 식품이라고 해도 다른 첨가물이 들어 있다

무착색(無着色) 명란젓, 무착색 절임 반찬, 무착색 소시지 등등 '무착색'이라는 표기에 무심코 안심하고 사는 경우가 많을 것이다. 그러나 이것은 성급한 생각이다. 이 말은 단지 '착색료를 사용하지 않았다'는 것이지 그밖의 다른 첨가물까지 사용하지 않았다는 표시는 아

안심할 수 없는 무착색·무색소 식품

솔빈산칼륨, 안식향산나트륨(합성 보존료), 아초산나트륨(발색제), 글루타민산나트륨(조미료), 산화 방지제, 인산염나트륨(결착제) 등 이름조차 생소한 수많은 합성 첨가물들이 우리 아이의 건강을 위협하고 있다. 단지 무착색·무색소라는 말에 현혹되어 사 먹일 것이 아니라 첨가물에 대한 꼼꼼한 확인이 필요하다.

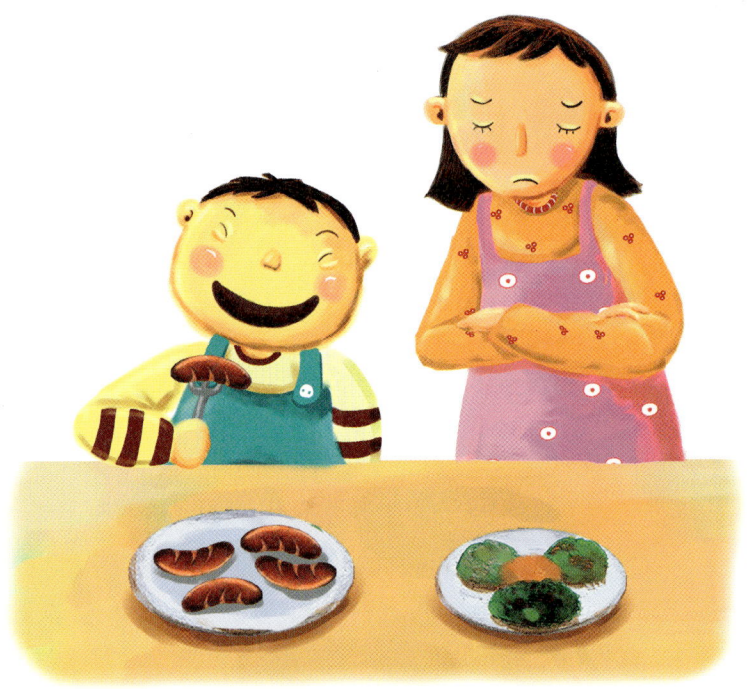

무착색·무색소 식품에도 합성 첨가물이 많이 들어 있다

니기 때문이다.

일반적으로 식용 타르 색소가 사용되는데, 대부분의 착색료는 우리 몸에 좋지 않은 영향을 끼친다. 그래서 이미 사용이 금지되어 있는 성분도 있다. 물론 착색료를 사용하지 않았다는 것은 다행이지만 식품에는 그밖에도 보존료와 유화 안정제, 산화 방지제, 발색제, 표백제, 곰팡이 방지제, 감미제 등 여러 종류의 화학 합성 물질이 첨가된다.

게다가 이들 물질 중에는 몸속에 들어가 암을 유발하거나 아토피성 피부염 같은 알레르기를 일으키는 성분도 들어 있기 때문에 단순히 무착색이라는 말에만 현혹되어서는 안 된다. 허용 기준치보다 적은 양이라 하더라도 안심해서는 안 된다. 식품 첨가물은 지금 당장 영향을 끼치는 것이 아니라 계속해서 축적됐을 때 비로소 영향을 끼치기 때문이다.

| 9 | 기름은 다 똑같다고 생각한다 · [No]

● 오메가-3 지방과 올리브유가 두뇌 기능을 높여 준다

지방을 어떻게 섭취하느냐에 따라서도 뇌 건강이 좌우된다. 필수 지방산인 오메가 3과 오메가 6이 뇌에 반드시 필요하다는 점에 대해서는 이미 앞에서 설명했다. 특히 오메가 6은 칼의 앞뒤처럼 양면성을 가지고 있는데, 오메가 3가 오메가 6의 나쁜 영향을 억제해

주므로 많이 섭취하는 것이 좋다.

오메가 3 지방은 뇌세포 막의 구성 요소로, 신경 전달 물질을 만드는 도파민(dopamine)이나 세로토닌(serotonin) 못지 않게 중요한 역할을 한다. 세포막에는 많은 리셉터(수용기)가 있어서 끊임없이 생명 활동에 필요한 신호를 교신하고 있는데, 오메가 3의 활동이 두뇌 능력을 좌우한다고 말해도 좋을 정도이다. 문제는 지금은 오메가 3 지방이 부족한 경향이 있다는 것이다. 특히 과거의 대두유에는 오메가 3 지방이 꽤 포함되어 있었지만 최근에는 제조법이 바뀌어서 거의 들어 있지 않다. 어유(魚油)에도 포함되어 있지만 생선 섭취량의 감소와 함께 오메가 3 지방의 섭취량도 감소하고 있다.

오메가 3 지방을 많이 포함하고 있는 기름은 아마실유와 차조기유, 들기름 등이다. 그러므로 아이의 두뇌 능력을 향상시키기 위해서는 오메가 3 지방이 풍부한 기름으로 바꾸는 것이 좋다.

그리고 또 한 가지 올리브유도 추천할 만하다. 올리브유는 올리브 열매를 짜서 그대로 이용하는 것이기 때문에 올리브 특유의 색과 맛, 향을 간직하고 있다. 일가 불포화 지방산인 올레인산(oleic acid)도 약 70% 정도 포함되어 있다. 불포화 지방산은 보통 산화되기 쉬운데, 올리브유는 불포화 지방산 중에서도 산화가 가장 더디다. 항산화 성분인 비타민 E와 폴리페놀(polyphenol)도 풍부해서 LDL 콜레스테롤을 낮춰 준다. 가열에 의한 과산화 현상도 잘 일어나지 않으므로 조리에 활용하면 좋다. 그러나 기름은 공기와 접촉하면 산화되기 쉬우므로 가능하면 작은 용기에 들어 있는 것을 선택할 것을 권한다.

| 10 | 편리하고 보존 가능한 냉동 식품을 자주 구입한다 ···[No]

● 잘못된 냉장 보관과 전자레인지에서의 영양소 파괴가 문제

맞벌이 부부의 구세주라 불릴 만큼 시간 절약은 물론 간편하기까지 한 냉동 식품.

일단 영양 면에서는 냉동 기술의 급격한 향상으로 냉동 식품을 사거나 생물 식품을 사도 가격에는 큰 차이가 없다. 오히려 냉동 식품을 판매하는 사람들은 '냉동 식품은 장기 보존을 전제로 가공되기 때문에 위생 기준이 일반 식품에 비해 더욱 엄격하다.', '영하 18도 이하의 저온에서 저장하기 때문에 부패나 식중독의 원인이 되는 미생물이 활동할 수 없다.', '필요하지 않은 식품 첨가물은 사용하지 않는다'고 말한다. 그러나 문제는 가정에서의 보존이다.

끊임없이 냉장고 문을 열고 닫는 것은 물론 일단 한번 개봉한 제품

가정에서 냉동 식품으로 저장해 두면 편리한 것
- 잘게 썬 양파(기름에 볶은 것이나 날 것)
- 감자가 들어가지 않은 카레 소스
- 잘라서 말린 무 삶은 것, 삶은 톳
- 유자 껍질, 잘게 다진 파슬리, 저민 생강
- 토마토 소스, 크루통(수프에 띄워 먹는 튀긴 빵 조각)
- 말린 정어리와 미역(금방 데친 것)

을 다시 보관하는 등 일반 가정에서는 일정하게 낮은 온도를 유지하기가 어렵기 때문이다. 조리 과정에서 여러 가지 잡균이 가져다 주는 위험도 크다.

특히 요즘에는 전자레인지를 이용해 식품을 해동하거나 조리하는 일이 많은데, 이 경우 아미노산과 탄수화물에 변화가 일어나 비타민 B군·C·E 등이 파괴될 뿐만 아니라 미네랄 변성 가능성도 높다.

그러므로 냉동 식품을 이용할 때는 영양 손실이 적다는 이점을 최대한 살려야 한다 해동은 가능하면 자연 해동하도록 하고, 온도 차이로 식품이 부패할 수 있으므로 냉장실로 옮겨 천천히 해동한다. 그러나 가장 좋은 방법은 가능하면 냉동 가공 식품의 이용을 줄이고, 신선한 생물을 준비하여 신선할 때 조리해 먹는 것이다.

| 11 | 가공 식품의 첨가물을 하나하나 확인하지 않는다 ····[No]

● 식품 포장지에 붙어 있는 라벨을 읽는 습관을 들이자

식품 첨가물이 해롭다는 것은 누구나 알고 있다. 그렇다고 해서 '이미 첨가되어 있으니 어쩔 수 없다'며 포기할 것인가? 이제는 식품 포장지에 붙어 있는 라벨을 꼼꼼히 확인하여 유해 성분이 조금이라도 덜 첨가되어 있는 식품을 찾아야 한다. 이와 함께 이미 우리 몸속에 들어와 있는 유해 첨가물을 몸밖으로 내보내는 노력을 지속해야 한다. 이것이야말로 현대의 식생활 환경에서 건강을 지킬 수 있는 현

명한 방법이다.

보통 식품 첨가물이라는 것은 '인간의 몸에 들어와 건강을 해칠 위험이 없는 물질'로, 나라에서 사용을 허가한 물질을 말한다. 이처럼 인간의 몸에 들어와 건강을 해칠 염려가 없고, 사용이 허가되어 있는 물질임에도 불구하고 우리는 왜 그것을 두려워하지 않으면 안 되는가? 문제는 이들 식품 대부분이 화학적으로 합성된 것으로, 자연계에는 물론 인간의 몸에도 있어서는 안 되는 물질이기 때문이다. 그래서 하나하나의 식품으로는 안심할 수 있다고 해도 매일매일 쌓여 오랫동안 몸에 축적될 경우 우리 몸에 미치는 해가 크다.

대표적인 예로 아이들이 좋아하는 윈너 소시지에는 산화 방지제를 비롯하여 산화 안정제, 발색제, 합성 보존료, 결착 보강제, 페이퍼 조정제, 화학 조미료 등 많은 합성 물질이 첨가되어 있다.

이제부터는 식품 라벨에 기재되어 있는 정보—착색료, 보존료, 발색제, 표백제, 살균제 등의 첨가 유무—를 꼼꼼히 읽는 습관을 들이는 것이 중요하다. 다음은 식품에 첨가되는 대표적인 성분들과 그 특징이다.

• 솔빈산

살균제, 보존료. 대부분의 식품에 첨가되어 알레르기를 일으키거나 기관지염의 원인이 된다. 아초산나트륨과 함께 섭취하면 암을 유발한다는 보고가 있다. 햄과 소시지에는 이 2가지가 함께 들어 있는 것이 많다.

- 아초산나트륨

발색제. 다양한 식품에 들어 있어 과잉 섭취할 경우 알레르기나 기관지 천식, 혈관 확장, 산소 운반 장애 등이 일어날 수 있다.

- 타르 색소

착색료 0호라는 번호가 붙은 것은 합성 착색료이다. 특히 알레르기의 원인이 되는 황색 4호를 조심해야 한다. 안식향산과 함께 섭취하면 ADHD를 일으키기도 한다.

- 안식향산

보존료. 천식을 유발하기 쉬우며, 암을 유발하기도 한다.

- 염소

표백제. 잘린 채소나 세척한 채소를 하얗고 예쁘게 보이기 위해 사용한다. 소독이나 표백에 사용된 염소가 식품에 남아 있을 가능성이 있다.

| 12 | 아이가 좋아하는 햄버거나 프라이드 치킨을 자주 사준다
.... [No]

● 버리지 않고 계속 사용하는 산화된 기름이 문제

패스트푸드는 '정크 푸드(쓰레기 음식)'라고 불릴 만큼 우리 몸에 좋지 않은 음식으로 분류된다. 그러나 음식 재료보다 가공법에 더 문제가 있다. 사용하는 기름 대부분이 상온에서 굳어 버리는 라드(lard)

이기 때문이다.

라드는 돼지의 지방 조직을 정제하거나 녹여서 얻을 수 있는 흰색의 고체 또는 반고체 지방으로, 겉으로 보기엔 부드러운 크림과 같다. 문제는 패스트푸드점에서 한번 사용한 기름을 버리지 않고 몇 번씩 계속해서 반복 사용한다는 것이다. 이런 기름이 몸에 들어와 우리 몸을 산화시키는 것은 두말할 필요도 없다.

패스트푸드의 또다른 문제는 씹기 편한 부드러운 재료가 많기 때문에 씹는 연습을 많이 할 수 없어서 정상적인 소화와 분해가 이루어지지 않는다는 것이다. 설탕이 많이 들어간 콜라나 주스를 곁들이기 때문에 기억력과 집중력에도 당연히 좋지 않은 영향을 끼친다. 콜라 350ml에는 40g이나 되는 설탕이 들어 있다. 이 정도의 설탕이 계속해서 몸에 들어가면 저혈당증과 비만, 충치 등의 질병을 일으킨다. 패스트푸드가 아이들의 건강한 성장에 해롭다는 사실은 이제 두 말할 필요조차 없다.

| 13 | 다시 국물을 만들 때는 항상 감미료나 조미료를 사용한다
[No]

● 맛을 내는 조미료도 화학 합성 첨가물과 같은 종류

언제부턴가 '화학 조미료'라는 말이 사라지고 '맛을 내는 조미료'라는 이름으로 바뀌었는데, '맛을 낸다'는 것의 기본 성분은 글루타민산(glutamic acid)이라는 아미노산의 일종이다. 그리고 화학 조미료나 다시다 같은 맛을 내는 성분은 이 글루타민산에 염분이 포함된 나트륨을 화학적으로 결합한 '글루타민산나트륨' 이다. MSG라는 이름으로 친숙하며, 우리나라에서도 한때 문제가 되었던 적이 있다.

서양에서는 꽤 오래전부터 이 글루타민산나트륨이 포함되어 있는 조미료와 두통, 구토, 안면 홍조, 입 주변 마비, 가슴 통증 등의 증상을 연관시켜 연구한 끝에 '중화요리 식당 증후군' 이라고 이름붙였다. 중화요리에 화학 조미료를 많이 사용하기 때문이다.

이런 증상은 놀랍게도 MSG에 대한 알레르기 반응으로 조사되었다. 화학 조미료는 화학적으로 합성된 물질이기 때문에 지금 당장은 증상이 나타나지 않더라도 지속적으로 섭취할 경우 건강을 해치기 때문에 위험하다.

일반적으로 우리가 맛을 내는 데 사용하는 것은 '풍미 조미료' 라고 표시되어 있는데, 여기에는 대부분 말린 새우나 멸치, 다시마, 버섯 등이 들어간다. 그러나 실제로 들어가는 재료의 양은 전체의 10%에 지나지 않는다. 그와 대조적으로 식염(30%)과 당분, 화학 조미료는 상대적으로 많이 첨가되고 있다.

또 한 가지, 염분이 30%나 들어 있는데도 불구하고 별로 짜지 않다는 느낌이 드는 것은 화학 조미료가 짠맛을 부드럽게 중화해 주기 때문이다. 그러므로 가족의 건강을 생각한다면 조금 귀찮고 힘들더라도 직접 선택한 재료를 분쇄기에 갈아 조미료로 이용하는 것이 좋다. 다음은 집에서 쉽게 할 수 있는 천연 조미료 만드는 방법이다.

• 멸치 가루

된장찌개는 물론 국과 나물 무침, 조림 등에는 물론 칼슘을 효과적으로 섭취할 수 있는 멸치 가루. 일단 부스러지지 않은 깨끗한 멸치를 골라 내장과 머리를 제거한 뒤 이용해야 쓴맛이 나지 않는다. 기호에 따라 머리를 이용하는 경우도 있다. 기름을 두르지 않은 팬에 깨끗이 다듬은 멸치를 살짝 볶아 물기를 완전히 제거하여 믹서기에 넣고 곱게 갈면 완성.

• 다시마 가루

국물 맛을 시원하게 해 주는 필수 조미료. 다시마를 준비하여 표면에 묻어 있는 잡티들을 제거한 뒤 햇볕에 바짝 말려 믹서기에 갈거나 타지 않게 잘 구워서 분쇄기에 갈면 된다. 요리할 때마다 번거롭게 국물을 내지 말고 미리 만들어 보관해 두고 조금씩 이용하면 좋다. 조림이나 국, 찌개 등에 넣으면 국물 맛을 깊고 시원하게 해 준다.

• 새우 가루

마른 새우를 준비하여 잔가시를 깨끗이 제거한 뒤 분쇄기에 넣어 갈면 된다. 이렇게 하면 평소에는 잘 먹지 않는 머리와 꼬리까지 먹을 수 있어 더욱 풍부한 영양을 섭취할 수 있다. 단백질, 무기질, 비타민, 칼슘 섭취는 물론 새우 특유의 풍미가 음식의 깊고 진한 맛을 더해 준다.

• 들깨 가루

고소하고 향이 독특해서 찌개와 국은 물론 나물 무침에도 많이 이용되고 있다. 특히 나물처럼 섬유질이 풍부한 재료에 첨가하면 소화가 잘된다. 요즘에는 샐러드나 채소에 곁들여 먹는 소스로도 인기가 많다. 깨끗이 씻어 팬에 볶아 분쇄하여 병에 넣은 상태로 냉장 보관하면 된다. 그러나 오래 둘 경우 신선도가 떨어지거나 불쾌한 냄새가 나므로 보관에 주의해야 한다.

• 표고버섯 가루

찌개와 국물 요리의 감칠맛을 더해 주는 표고버섯. 먼저 신선한 생표고를 준비하여 기둥과 머리를 뗀 다음 물에 깨끗이 씻어 말린다. 이것을 바람이 잘 통하는 서늘한 곳에 약 일주일간 말렸다가 분쇄기에 곱게 갈면 된다. 멸치나 새우 냄새를 좋아하지 않는 사람들의 기호에 맞춰 깔끔한 맛을 내는 데 이용하면 좋다.

• 콩가루

풍부한 단백질과 고소함의 대명사인 콩. 먼저 국산 콩을 준비하여 물에 깨끗이 씻어서 벌레 먹은 것과 모래, 잡티 등을 제거한다. 이것을 소쿠리에 건져 말린 뒤 분쇄기에 갈면 완성 여름철 별미인 콩국수에 넣으면 한 끼 식사로 그만이고, 칼국수나 수제비에 함께 넣어 반죽하면 재료의 맛을 더욱 돋울 수 있다. 냉이와 쑥, 달래처럼 향이 좋은 봄나물에 함께 넣어 무치면 더욱 향긋하고 고소한 맛을 즐길 수 있다.

• 볶은 소금

장을 담그거나 음식 맛을 내는 데 반드시 들어가는 소금. 그러나 가정에서 일반적으로 이용하고 있는 정제염은 광물질과 미네랄이 많이 파괴된 상태이다. 게다가 성분의 대부분이 나트륨이기 때문에 각종 미네랄이 살아 있는 천일염과는 비교할 수가 없다.

볶은 소금을 만들기 위해서는 일단 소쿠리에 천일염을 담아 깨끗한 물을 끼얹어 불순물을 제거하고 독성이 있는 간수를 씻어 낸다. 이것을 솥에 넣어 옅은 회색 빛이 돌 때까지 충분히 볶으면 간단하게 완성.

천연 조미료는 시간과 노력이 많이 들고 보관에도 신경을 써야 하는 등 조금 번거롭다. 하지만 몸에 해로운 각종 첨가물이 들어가지 않기 때문에 건강에 좋을 뿐만 아니라 음식의 깊고 진한 맛을 살릴 수 있다. 아이와 가족의 건강을 생각하여 천연 조미료를 만들어 두고 요리에 이용할 것을 권한다.

| 14 | 요리하기에 편해서 참치 캔을 자주 이용한다 ········ [No]

● 에폭시계 도료로 코팅한 알루미늄 캔을 주의할 것

참치 캔은 가장 쉽게 구할 수 있는 통조림 제품이다. 찌개 등에 넣으면 국물의 감칠맛을 더해 줄 뿐만 아니라 가격이 저렴해서 부담없이 이용할 수 있기 때문이다. 특히 아이들이 좋아해서 반찬으로는 물론 도시락이나 간식의 재료로도 많이 이용되고 있다.

문제는 알루미늄 캔 제품이나 캔 주스 가운데는 안쪽을 에폭시계 도료로 코팅한 것이 많다는 것이다 이렇게 되면 내분비계 장애 물질의 하나인 비스페놀 A(bisphenol A, BPA)가 녹아 나와 식품에 섞일 가능성이 있다.

참치나 꽁치처럼 기름이 들어간 제품에서는 더 쉽게 흘러나오기 때문에 통조림 제품을 이용할 때는 더욱 주의가 필요하다.

통조림이나 캔에 들어 있는 제품은 가능하면 섭취하지 않는 것이 좋지만 부득이하게 이용해야 할 경우에는 캔 아랫부분을 꼼꼼히 보고 살 것을 권한다.

캔 아래쪽이 하얗게 벗겨져 있는 것은 에폭시계 도료로 코팅하지 않은 것이기 때문에 다행히 비스페놀 A가 흘러나올 염려가 없다. 제철 식품이 가장 좋다는 것을 다시 한번 느낄 수 있을 것이다.

| 15 | 시간 절약을 위해 전자레인지를 자주 이용한다 ······ [No]

● 전자파가 음식물 분자를 뒤섞어 영양소를 파괴한다

전자레인지는 참으로 편리한 가전 제품이다. 꽁꽁 얼어 있는 식품을 단 10분 만에 요리하기 편하게 녹여 주고, 팩에 든 제품을 넣고 잠시 돌리기만 하면 바로 먹을 수 있도록 따끈하게 데워 준다. 이는 전자레인지가 내는 고주파(高周波) 때문이다. 문제는 전자레인지가 이처럼 음식을 쉽고 빠르게 조리하게 해 주는 반면 음식물 분자를 마구 뒤섞어 놓아 효과적인 영양소를 파괴한다는 것이다.

스위스의 로잔느 대학에서 실험한 결과에 따르면 전자레인지에서 조리한 음식 재료의 영양소는 60~90% 정도가 파괴되어 발암 물질로 변한다고 한다. 특히 단백질을 합성하는 아미노산과 비타민 B군 · C · E 등을 파괴한다. 미네랄은 고주파에 의해 활성 산소(活性酸素)가 되어 몸이 산화되는 것을 촉진한다.

이처럼 전자레인지의 고주파로 인해 중요한 영양소가 파괴된 음식물로는 효과적인 영양 보충을 할 수 없다. 이렇게 되면 우리의 뇌도 당연히 영향을 받는다. 전자레인지에서 흘러나온 전자파의 영향도 계속되면 당연히 건강에 해롭다. 전자파로 인해 뇌파가 혼란스러워진다거나 신경 조직이 균형을 잃는다는 결과도 확인되고 있다.

전자파가 방출되는 휴대 전화는 위험

지금은 초등학생도 휴대 전화를 갖는 시대이다. 그러나 휴대 전화에서 나오는 전자파가 뇌 세포에 미치는 영향을 고려한다면 아이들의 휴대 전화 소지를 다시 한번 생각해 봐야 할 것이다. 전자파가 우리 몸에 끼치는 영향은 전 세계적으로 연구가 진행 중인데, 결론부터 말하면, 우리가 생각하는 이상으로 위험하다고 한다.

워싱턴 대학에서 진행된 연구에 의하면 휴대 전화와 같은 종류의 전자파를 실험용 쥐에게 2시간 이상 투사하였더니 4시간 뒤에 쥐의 뇌의 DNA가 파괴되었다고 한다.

휴대 전화에는 전자레인지와 유사한 전자파가 사용되고 있다. 그렇기 때문에 휴대 전화를 자주 이용하거나 장시간 전화를 계속할 경우 뇌 세포에 열이 발생하여 신경 세포에도 영향을 끼친다.

그러므로 아이의 뇌 건강을 생각한다면 휴대 전화를 사 주기 전에 다시 한번 신중하게 생각하도록 하고, 정말 필요할 때 외에는 사용하지 않도록 부모가 관리해 주어야 한다.

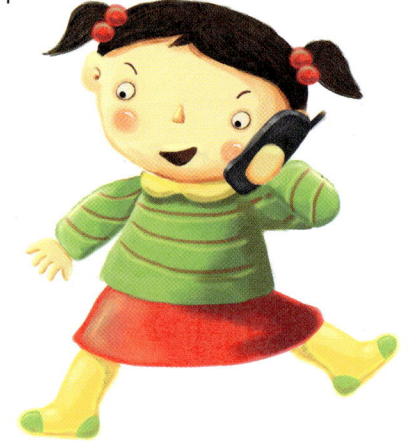

뇌세포와 신경 세포에 영향을 끼치는 전자파의 위험

| 올바른 음식 재료 선택과 조리법 |

건강한 아이를 만드는 식단과 조리법

기억력과 집중력을 높이는 조리법

기억력과 집중력을 높이기 위해서는 다음의 5가지 사항을 반드시 기억해야 한다.
① 뇌의 에너지원인 당질의 보충을 간과하지 말 것.
② 당질의 대사를 돕는 비타민 B_1의 보충에 신경 쓸 것.
③ 신경 전달 물질의 재료가 되는 음식 재료(레시틴, 티로신, 트립토판 등)을 반드시 섭취할 것.
④ 신경 전달 물질을 활성화해 주는 오메가 3을 보충할 것.
⑤ 킬레이트(배설)를 고려하여 음식 재료를 선택할 것.

- 주식

백미로 지은 밥보다는 현미밥(미정백 빵)을 섭취하여 에너지원인 당질을 확실하게 유지해야 한다. 현미에는 당질 대사를 돕는 비타민 B_1이 백미의 5배 이상 포함되어 있다. 여기에 참깨(유기 재배한 것)를 섞으면 비타민 B_1이 더욱 강화된다.

급히 먹지 말고 천천히 잘 씹어 먹는 습관을 익히는 것도 중요하다. 빵을 먹을 때는 몸에 좋지 않은 지방산이 많이 들어 있는 마가린보다는 자신이 좋아하는 소스에 찍어 먹거나 딥을 만들어 발라 먹는 것이 좋다.

• 주된 반찬

주로 단백질을 보충해 주는 생선이나 고기, 달걀, 콩 식품을 선택하는 것이 좋다. 단, 이들 식품은 알레르기를 유발할 가능성이 높으므로 완전히 익혀 먹어야 한다. 같은 식품이 겹치지 않도록 식단을 잘 계획하는 것도 중요하다.

• 주변 반찬

채소와 감자, 해조류, 버섯 등으로 비타민과 미네랄, 식물 섬유를 보충한다. 그러나 채소는 지나치게 오래 익히면 비타민이 파괴되므로 씹을 수 있을 정도로만 살짝 삶아서 조리하여 천천히 씹어 먹도록 한다. 씹는 과정에서 저작 운동도 할 수 있어 두뇌에도 좋은 영향을 끼친다.

• 기타 반찬

주된 반찬과 주변 반찬으로는 부족한 것을 보충하는 것이기 때문에 주변 반찬과는 다른 조리법을 사용하는 것이 좋다. 각 조리법이 가진 특유의 맛을 즐기는 것도 중요하다.

• 과즙

가능하면 유기농으로 재배한 신선한 과일을 준비하여 껍질에 묻어 있는 농약과 벌레 등을 깨끗이 제거한 뒤에 이용한다. 즙으로 빠져나온 비타민과 미네랄까지 전부 마신다.

• 레몬 즙

아이들은 대체로 위산 분비량이 적기 때문에 특히 육류가 주를 이루는 식사를 할 때는 위산을 보충해 주는 것이 좋다. 레몬 즙을 2~3배로 희석하여 식사 중에 틈틈이 마시면 된다. 만약 반찬 중에 식초가 들어간 음식이 있어서 그것으로 위산을 보충할 수 있다면 생략해도 된다.

피로하고 스태미나가 부족할 때

아이들이 힘들거나 피곤해 할 때는 비타민 B_1을 보충해 주는 것이 좋다. 비타민 B_1이 부족하면 당질의 대사가 저하되어 피로 물질인 유산(乳酸)이 쌓이는데, 이렇게 되면 산소와 영양분이 효과적으로 우리 몸에 들어오지 못해 피로를 느끼게 된다. 주된 반찬으로 비타민 B_1이 풍부한 돼지고기 살코기 등을 섭취하고, 비타민 B_1을 더욱 강화해 주는 마늘의 알리신(allicin)이나 스콜지닌을 섭취하는 것이 좋다. 양파와 파도 마늘처럼 스태미나를 향상시켜 준다.

돼지고기나 채소를 볶을 때 마늘을 넣거나 보글보글 끓여서 국으로 조리하여 국물까지 전부 마시는 것이 좋다. 그러나 마늘의 알리신은 위에 부담을 줄 수 있으므로 과잉 섭취는 피해야 한다.

또 피로를 풀기 위해서는 체내의 구연산 회로를 부드럽게 하는 것이 좋은데, 이렇게 하기 위해서는 구연산이 들어 있는 레몬수나 사과즙을 물에 희석하여 보충하면 된다.

청국장이나 감자처럼 미끈미끈하면서도 찰기가 있는 식품도 원기를 보충하는 데 좋다. 끈끈한 성분인 무틴(mutin)이 단백질의 대사를 촉진해 주기 때문이다.

피로와 스트레스가 쌓였을 때

공부나 시험으로 인해 스트레스가 쌓이면 비타민 C와 단백질이 많이 소모된다. 이때는 양질의 단백질이 함유된 식품을 주된 반찬으로 채소를 함께 넣은 메뉴를 섭취하는 것이 좋다. 스트레스와 함께 피로도 축적되므로 비타민 B_1도 충분히 보충해 주어야 한다.

주변 반찬으로는 비타민 C의 파괴가 적고 B_1도 보충할 수 있는 '고기 감자 요리'가 좋다. 기타 반찬으로는 식초가 첨가된 것을, 후식으로는 비타민 C가 풍부한 딸기나 귤, 키위 등을 추천한다. 스트레스에 대한 내성과 당분의 활성을 높여 주는 아연이 풍부한 아보카도를 섭취하는 것도 좋다.

우유와 유제품을 섭취하지 않고 칼슘을 보충하는 요령

다음의 5가지 방법을 확실히 따르면 우유와 유제품 없이도 칼슘을 충분히 보충할 수 있다.

❶ 구연산으로 작은 생선의 칼슘 흡수를 돕는다

멸치와 뱅어포 등의 작은 생선에는 칼슘이 풍부하게 들어 있지만 흡수율은 33% 정도로 그다지 좋지 않은 편이다. 그러나 이것을 '구연산 칼슘'의 형태로 섭취하면 흡수율을 높일 수 있다. 말린 생선을 굽거나 빙어를 마리네(절임)로 만들면 된다. 쪄서 말린 새우를 다시마나 참깨와 함께 비벼 먹거나 통째로 먹는 것도 좋은 방법이다.

❷ 해조류와 대두의 상승 효과를 이용한다

작은 생선과 함께 천연 해조류 역시 우리 몸에 좋은 칼슘 공급원이다. 특히 톳과 다시마는 대두(大豆)와 함께 익히면 상승 효과를 발휘하기 때문에 많은 칼슘을 얻을 수 있다. 미역 초무침을 하여 작은 생선을 쪄서 말린 것과 함께 섭취하면 입맛도 돋구고 건강도 챙길 수 있다.

❸ 녹황색 채소도 칼슘의 효과적인 공급원이다

채소 가운데서도 칼슘 함유량이 많은 것은 평지(유채)와 순무 또는 무의 잎이다. 이들 식품을 데치거나 볶으면 많은 양의 칼슘을 섭취할 수 있으며, 1컵 정도로도 쉽게 보충이 가능하다. 단, 잎 채소를 이용할 때는 수입품은 피해야 한다. 또 데치는 과정에서 영양분이 밖으로 빠져나오므로 국물까지 함께 섭취하는 것이 좋다. 차조기와 파슬리에도 칼슘이 풍부하므로 음식을 돋보이게 하기 위해 장식용으로 얹어 나온 것도 먹는 습관을 들이도록 한다. 녹황색 채소는 종류가 다양하므로 매일 다른 채소를 식탁에 올리면 식사 분위기도 한층 살아나고, 칼슘을 효과적으로 섭취하는 데도 큰 도움이 될 것이다.

❹ 우유보다 칼슘이 풍부한 두부를 이용한다

'밭에는 나는 고기'라는 말이 상식이 되어 있을 만큼 콩은 다양한 영양 성분과 효과를 가지고 있다. 값이 싸면서도 영양가가 높아 우리나라는 물론 지나친 육식 섭취로 인해 각종 생활습관병 발병 위험이 높은 서양인들에게도 인기가 높다.

특히 콩 100g에는 240㎎이나 되는 칼슘이 들어 있어서 성장기 아이들에게 최고의 식품이다. 시판되는 콩을 구입하여 살짝 삶거나 익혀 사용하면 되기 때문에 간단하고 편리하다. 특히 두부 반 모(200g)에 들어 있는 칼슘의 양은 우유 한 컵에 들어 있는 칼슘보다 많으므로 꾸준히 먹는 습관을 들이도록 하자.

❺ 다른 비타민이나 미네랄과 함께 섭취한다

칼슘 흡수율을 높이기 위해서는 다른 비타민과 미네랄을 함께 섭취하는 것이 좋다. 특히 비타민 D를 보충하면 칼슘의 흡수율이 더욱 높아진다. 뼈를 만드는 것은 칼슘만이 아니다. 유기 채소를 통해 마그네슘과 스트론튬, 망간, 셀렌, 구리, 규소, 요소는 물론 단백질까지 확실하게 섭취하는 것이 중요하다. 그러기 위해서는 칼슘 이외의 중요한 미네랄을 함께 보충할 수 있는 식품을 생각해 보아야 한다. 칼슘이 풍부한 청국장과 비타민, 미네랄, 아미노산을 풍부하게 함유하고 있는 아보카도를 추천한다.

육류를 과잉 섭취하지 않는 요령

동물성 단백질을 섭취하면 포만감이 느껴지고 스태미나가 충전되는 것 같아 기분이 좋긴 하지만 건강에 미치는 영향은 그다지 좋지 않다. 특히 어린 아이들에게 좋지 않은 영향을 끼쳐 LGS를 초래함은 물론 학습 능력도 떨어트린다. 몸이 산성으로 바뀌기 때문에 칼슘의 균형이 붕괴될 가능성도 있다.

육류의 효과를 보기 위해서는 식단 계획을 철저히 하여 반복되지 않는 선에서 며칠에 한 번 꼴로 육류를 식탁에 올리는 것이 가장 좋다. 조리할 때도 지방이 적은 살코기를 이용해야 한다. 닭고기를 이용할 때는 껍질이나 지방을 떼어 낸 뒤에 요리한다.

특히 아이들이 좋아하는 저민 고기를 이용할 때는 살코기를 선택해 두부나 비지를 섞어서 적은 양의 육류로도 만족감을 느낄 수 있도록 건강 요리로 변신시키는 것이 요령이다. 깨소금을 넣은 조미 국물을 내어 고기에 감칠맛이 돌게 하거나 풍미를 주어서 고기를 많이 넣지 않고도 만족감을 느낄 수 있도록 한다. 고기와 함께 채소를 충분히 먹는 것도 요령이다. 생채소보다는 육즙에 볶거나 삶거나 데치거나 무친 채소를 이용하는 것이 더 많은 양을 섭취할 수 있다.

기름진 요리를 좋아하는 아이를 위한 조리법

아이들은 기름에 튀기거나 볶은 음식을 좋아한다. 그러나 뇌에 들어가 아세틸콜린의 활동을 활성화하는 것은 오메가 3과 오메가 6 지방산이다. 오메가 6의 리놀산은 일상생활에서 얼마든지 섭취할 수 있지만 오메가 3은 자주 섭취하지 못한다는 단점이 있다. 그러므로 가정에서는 오메가 3의 알파 리놀산을 적극적으로 이용해야 한다. 아마실유나 차조기유, 들기름 등을 선택하면 된다. 쉽게 산화되지 않는 올레인산인 올리브유도 권한다.

특히 기름은 빛이나 열에 의해 산화가 진행되므로 한번 사용한 기름을 다시 사용할 때는 색깔과 향을 반드시 확인해야 한다. 음식을 튀기면 재료의 15~25% 정도 기름을 흡수하므로 굽는 조리 방법을 이용하면 기름 섭취량을 줄일 수 있다. 함께 먹는 채소나 기타 반찬은 초무침 또는 무침 등 기름을 사용하지 않는 조리법이 좋다. 참고로 비타민 E 캅셀을 쪼개어 기름병에 넣어 두면 비타민 E가 기름이 산화되는 것을 막아 준다.

채소를 싫어하는 아이를 위한 조리법

대부분의 아이들은 채소를 싫어한다. 특유의 냄새가 나는 데다 육류처럼 풍부한 감칠맛이 나지도 않기 때문이다. 그렇다고 해서 채소를 섭취하지 않으면 비타민과 미네랄, 식물섬유 공급에 문제가 생긴다. 건강을 유지해 주는 3대 영양소도 비타민과 미네랄의 도움 없이는 효과적으로 힘을 발휘할 수 없다. 그렇게 되면 몸의 균형이 깨지고, 당연히 두뇌에도 좋지 않은 영향을 끼친다. 아이들에게 채소를 효과적으로 먹이고 싶다면 다음의 방법들을 기억하라.

① 브로콜리, 콜리플라워, 아스파라거스, 양배추, 콩나물, 배추처럼 가능하면 냄새가 적게 나고 아이들이 덜 불평하는 재료를 선택한다.

② 아이들이 좋아하는 고기나 어패류와 함께 요리하여 채소를 같이 먹도록 한다.

③ 육즙으로 맛을 내거나 카레 맛, 피자 맛 등을 첨가하여 채소 특유의 향을 줄인다.

④ 철판구이나 냄비 요리처럼 가족이 한자리에 둘러앉아 먹을 수 있는 요리를 준비하여 먹는 것을 즐거움으로 연결시킨다.

⑤ 국물을 내거나 수프로 만들어 녹아 나온 영양 성분을 아이가 알지 못하는 사이에 섭취할 수 있도록 한다.

⑥ 아이들이 특히 싫어하는 당근이나 피망은 좋아하는 고기 요리 속에 잘게 다지거나 숨겨서 보이지 않게 한다.

비타민을 더욱 효과적으로 섭취하는 요령

수용성 비타민은 조리 과정에서 물에 녹아 나오기 때문에 국물까지 먹을 수 있는 조리법을 이용하고, 지용성 비타민은 기름과 함께 조리해 흡수율을 높인다. 다음의 방법들을 이용하면 비타민을 효과적으로 섭취할 수 있다.

❶ 비타민 A(베타카로틴)는 기름과 함께 조리한다

비타민은 지방에 용해되는 지용성과 물에 녹는 수용성으로 나누어진다. 그중에서도 베타카로틴은 우리 몸에 들어오면 비타민 A로 변환되며, 지용성이기 때문에 기름과 함께 섭취하면 체내 흡수율이 더욱 높아진다. 쉽게 산화되지 않으며, 산(酸)과 열에도 비교적 안정적이어서 가열해도 영양 성분이 거의 파괴되지 않는다.

당근을 생으로 먹을 경우 비타민 A의 흡수율은 8%, 데치면 20%이지만 기름에 볶으면 50%, 튀기면 70%로, 기름과 함께 조리했을 때 흡수율이 월등히 높아진다. 볶거나 튀기지 않더라도 땅콩 또는 깨 소스를 이용한 무침이나 올리브유를 넣어 만든 드레싱, 기름이 많은 다른 채소와 함께 먹으면 같은 효과를 얻을 수 있다. 항산화 작용이 강한 비타민 E와 함께 섭취하면 더욱 흡수가 잘된다.

❷ 비타민 B군은 국물을 내어 섭취한다

비타민 B군은 수용성이어서 물에 녹기 쉽고 열에도 약하기 때문에 조리 중에 많은 양이 파괴된다. 그러므로 비타민 B군을 효과적으로 섭취하기 위해서는 수프나 된장국, 찌개처럼 함께 녹아 나온 국물까지 남김 없이 섭취할 수 있는 조리법을 선택해야 한다. 단, 찌개를 끓일 때는 조금 싱겁게 조리하여 염분을 과잉 섭취하지 않도록 주의해야 한다.

비타민 B_1의 효율성을 높이기 위해서는 주식을 현미나 전립분인 빵으로 하면 섭취량을 늘릴 수 있다. 당근과 조화가 잘되어 비타민 B_1의 효과를 더욱 높여 준다. 채소는 살짝 절이면 B_1의 양이 많아진다.

비타민 B_2의 효율성을 높이기 위해서는 달걀과 견과류를 많이 섭취할 것을 권한다. 특히 대두에 들어 있는 비타민 B_2의 양은 청국장(낫또)이 되는 과정에서 2배로 증가한다. '청국장 달걀 노른자 비빔밥'은 가장 효과적인 비타민 B_2 보충법이다.

비타민 B_3의 효율성을 높이기 위해서는 체내에서 B_3를 합성하는 트립토판을 섭취하는 것이 좋다. B_2와 B_6가 부족해도 B_3의 합성 능력이 떨어지므로 보충에 신경을 써야 한다.

비타민 B_5는 장내 세균을 통해 체내에서 합성되지만 카페인이나 알코올, 항생 물질을 과잉 섭취하면 합성이 어려워지므로 이들 식품의 섭취를 자제하는 것이 좋다.

비타민 B_6는 우리 몸에서 단백질의 합성과 지질 대사에 깊이 관여하고 있으므로 아미노산 또는 지질과 함께 섭취하도록 한다.

비타민 B_{12}는 동물성 식품에만 포함되어 있으므로 오염되지 않은 신선한 재료를 선택하는 것이 중요하다. 정어리나 꽁치 등 수은 오염

효과적인 채소 보관법

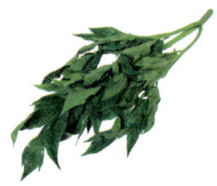

■ 녹색 채소

물에 적신 신문지에 싸서 비닐 백에 넣은 뒤 뿌리를 아래로 향하게 하여 채소실에 넣는다. 데쳐서 냉동해도 좋다.

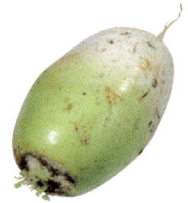

■ 무와 순무

잎을 약간 남겨 잎과 뿌리를 따로 보관한다. 젖은 신문지에 싸서 비닐 백에 넣은 뒤 채소실에 넣는다.

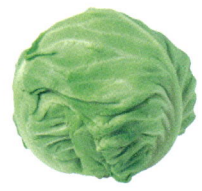

■ 양배추

심 부분을 도려낸 뒤 젖은 종이 타월로 싸서 비닐 백에 넣어 채소실에 보관한다.

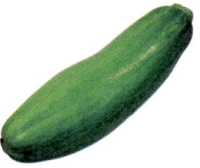

■ 호박

잘라진 것은 씨와 속을 제거하고, 잘린 부분을 젖은 종이 타월을 맞붙여서 비닐 백에 넣은 뒤 채소실에 넣는다.

이 많지 않은 자연산 생선을 활용할 것을 추천한다. 콜린의 효율성을 높이기 위해서는 콩과 콩 제품, 자연란의 노른자 등을 섭취할 것을 권한다.

❸ 비타민 C를 섭취하기 위해서는 날 것 또는 수프로 먹는다

현대인들은 스트레스를 많이 받으므로 과일이나 채소를 가능하면 생으로 먹는 것이 좋다. 농약 위험을 덜기 위해서는 유기농으로 재배한 것을 선택하는 것이 안전하지만 그렇지 못할 경우에는 꼼꼼하게 씻되, 세척 과정에서 비타민 C가 흘러나오므로 오랫동안 물에 담가 두지 않아야 한다. 채소는 반드시 자르기 전에 씻는 것이 좋다. 비타민 C는 공기와 접촉해도 파괴되므로 한꺼번에 많이 사 두지 말고 조금씩 사서 빨리 이용하도록 한다. 감자류의 비타민 C는 가열에 의한 손실이 거의 없으므로 비타민 C를 보충하는 데 효과적으로 이용할 수 있다.

채소를 삶을 때도 원칙이 있다. 땅 위에서 나는 채소는 물이 끓은 뒤에 채소를 넣어야 짧은 시간 내에 단맛이 손실되지 않게 데칠 수 있다. 반대로 감자 등의 뿌리 채소는 물과 함께 넣어도 손실이 없다.

❹ 비타민 D의 흡수량을 늘리기 위해서는 햇볕에 말린다

뼈를 강화하는 데 없어서는 안 되는 비타민 D는 칼슘과 함께 섭취하는 것이 좋다. 햇빛에 말린 표고버섯에 다량 함유되어 있는데, 요즘 판매되고 있는 것은 대부분 전기 건조된 것이다. 그러므로 전기 건조된 표고버섯을 이용할 때는 요리하기 전에 햇빛에 충분히 말려서 이용하는 것이 좋다.

아이들도 반드시 햇빛을 충분히 쬐어야만 비타민 D를 증가시킬 수 있다. 비타민 D는 기름과 함께 섭취하면 더욱 흡수가 잘된다.

❺ 기름이 산화되는 것을 막아 비타민 E를 효과적으로 이용한다

비타민 E는 지용성이기 때문에 열과 산에 안정적이다. 평소에 식사를 통해 충분히 보충할 수 있지만 현미를 주식으로 하거나 소맥 배아를 넣은 잡곡밥을 해 먹으면 더욱 효과적으로 섭취할 수 있다. 비타민 E를 가장 효과적으로 이용하기 위해서는 무엇보다 불포화 지방산의 산화를 막는 것이 중요하다. 오래된 식물성 기름에 재료를 튀기거나 튀겨서 장시간 방치해 둔 음식, 신선하지 못한 음식 재료가 몸에 들어오면 산화되는 것을 막기 위해 많은 양의 비타민 E가 소모되기 때문이다. 셀렌과 함께 섭취해도 비타민 E의 효과를 높일 수 있다.

미네랄을 더욱 효과적으로 섭취하는 요령

지금의 식생활로는 미네랄 균형이 깨지기 쉬우므로 균형을 고려하여 조정하는 것이 좋다. 무엇보다 넘치지도 부족하지도 않게 적당량을 섭취하는 것이 중요하다.

특히 지금의 식생활 환경을 살펴보면 식품을 정제하거나 식품 첨가물 때문에 손실되는 미네랄도 많은 반면 식염에 포함된 나트륨이나 식품 첨가물에 포함된 인(P)처럼 과잉 섭취가 우려되는 것도 있다. 인의 균형이 깨지면 칼슘에 영향을 끼치고, 마그네슘 흡수에도 영향을 준다.

자연계에는 무려 4만 종류가 넘는 효소가 있으며, 우리 몸은 효소의 활동으로 인해 유지된다고 해도 지나친 말이 아니다. 효소는 보효소(대사 과정에서 중요한 작용을 하는 주효소와 달리 도와주는 기능을 하는 효소)가 되면 활동을 하지 않는다. 그 중요한 보효소가 바로 비타민과 필수 미네랄, 미량 미네랄이다. 비타민과 미네랄의 균형이 깨지면 안 되는 이유가 바로 여기에 있다.

효소의 활동을 억제하는 환경 물질이나 중금속 등의 엔자임(enzyme, 생명체가 살아서 활동을 하는 데 반드시 필요한 여러 가지 생명 활동을 촉매하는 단백질 분자) 킬러도 주의해야 한다. 엔자임 킬러를 피하기 위해서는 수도, 특히 급수관에 구리를 사용하는 경우 1분 정도는 물을 틀어 그대로 흘려 보낸 뒤에 받아서 이용하는 것이 안전하다. 차량 통행이 많은 도로 주변의 밭에서 재배된 채소나 과일, 그 주변에서 판매되고 있는 식품을 이용할 때도 주의가 필요하다.

칼슘을 효율적으로 섭취하는 요령은 앞에서 설명했다. 마그네슘은 청량 음료나 가공 식품에 의해 체내에서 인이 증가하면 흡수에 문제가 생기므로 청량 음료나 가공 식품의 섭취는 가능하면 줄이는 것이 좋다. 마그네슘은 스트레스에 의해서도 소모되므로 주식을 마그네슘이 풍부한 현미로 바꾸거나 종실유를 꾸준히 섭취할 것을 권한다.

철 부족은 급격하게 성장하는 아이들에게서 자주 나타난다. 철의 흡수를 위해서는 레몬 물을 마시게 하는 것이 좋다.

아연은 면역력을 높여 주어 감기를 예방할 뿐만 아니라 유해 금속을 배출하는 특별한 단백질을 생성한다는 점에서 수험생에게 권할 만하다. 바다의 우유이자 아연의 보고인 굴을 아이가 거부감 없이 맛있게 먹을 수 있도록 요리하는 것이 중요하다. 아보카도나 소나무 열매, 캐슈너트 등으로도 섭취할 수 있으며, 견과류를 자주 이용하는 것도 효과적이다.

구리는 아연과 함께 활동하고, 비타민 C를 이용할 때 도움을 준다. 망간은 기억력을 높여 주고 뼈의 형성과도 관련이 있으므로 뼈가 약한 아이에게 신경 써서 보충해 주면 좋다. 백미 대신 현미를 주식으로 이용하고, 콩과 콩 제품을 꾸준히 먹으면 된다.

이처럼 미네랄은 우리 몸이 원활하게 기능할 수 있게 하는 데 반드시 필요한 영양소로, 편식 등으로 인해 균형이 깨지면 다른 영양소의 흡수 장애 등 예상치 못한 피해를 가져온다. 그러므로 평소에 가능하면 많은 식품을 통해 골고루 섭취해야 한다.

| 올바른 음식 재료 선택과 조리법 |

시험에 효과적인 식품과 조리법

두뇌 활성화와 운동 능력 향상에 효과적인 아보카도

가장 영양가가 많은 과일로 기네스북에 올라 있을 정도인 아보카도는 몸에 좋은 지방산이 많고, 비타민과 미네랄, 식물섬유 등이 풍부하다. 대부분의 과일이 100g 중 1g 이하의 지방산이 들어 있는 데 반해 아보카도에는 무려 16.2g의 지방산이 함유되어 있다. 그야말로 '산에서 나는 버터'인 셈이다.

그 구성을 살펴보면 올리브유처럼 올레인산이 65%를 차지하고 있으며, 쉽게 산화되지 않는다는 장점이 있다. 리놀산과 리놀렌산 등도 포함되어 있어 상당히 안정적이다.

두뇌를 활성화해 주고 스트레스를 해소하는 데 반드시 필요한 비타민 B군과 E가 무리지어 있고, 식물섬유 함유량도 중간 이상이다. 운동 능력을 향상시켜 주는 효과도 있어서 일본을 대표하는 야구 스

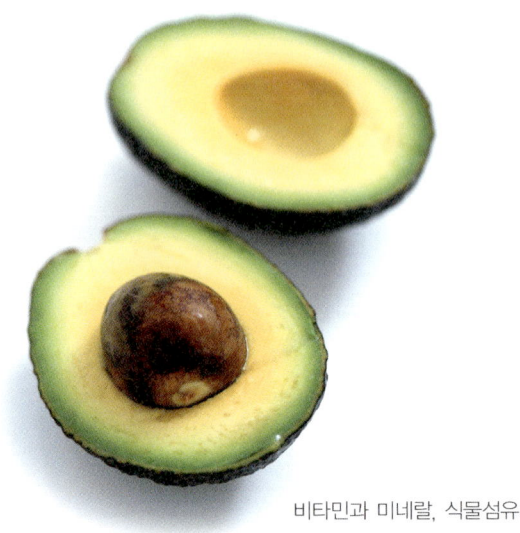

비타민과 미네랄, 식물섬유의 보고 아보카도

타인 왕정치(王貞治, 1940~현재) 선수가 아보카도를 먹고 최초로 3관왕을 거머쥐었다는 일화가 있을 정도이다.

● 여러 가지 요리에 이용할 수 있는 아보카도

아보카도는 완전히 익지 않으면 먹을 수 없다. 일반적으로 수입되는 아보카도는 냉장에서 4도로 유지되어 약 1개월간 수확했을 때와 같은 상태로 보관된다. 게다가 특별한 맛이 없기 때문에 어떤 맛이든 낼 수 있다는 장점이 있다. 고추냉이를 넣은 간장이나 매실 장아찌와도 어울리고, 빵이나 채소에 발라 먹어도 맛있다. 간식용으로 직접 주스를 만들거나 셔벗으로 만들어 먹어도 좋다. 레몬 즙이나 식초로 색깔을 유지하는 것이 조리 포인트이다.

당질 대사를 돕고 두뇌 활동을 높여 주는 마늘

비타민 B_1은 당질을 에너지로 변하게 하는 데 도움을 준다. 마늘의 강렬한 냄새 성분인 알리신과 냄새가 없는 스콜지닌은 체내의 비타민 B_1과 결합하여 '마늘 B_1(티아민)'이라는 초비타민이 된다. 이 성분은 당질의 대사를 촉진하고 뇌의 활동을 높여 주며, 혈액 순환을 돕고, 영양소가 뇌의 구석구석까지 갈 수 있도록 뇌를 자극하여 학습의 효율성도 높여 준다. 피로를 풀어 주고 스태미나를 상승시키는 효과도 있다.

특히 수험생에게는 감기가 가장 무서운 적이다. 그러나 알리신은 살균 효과가 매우 강해서 감기와 인플루엔자의 바이러스를 퇴치해 준다. 냄새가 없는 스콜지닌은 킬레이트 효과가 좋아 몸속의 유해 물질과 노폐물을 몸밖으로 배설하는 데 도움을 준다. 항스트레스 효과도 있어서 운동을 할 때 지구력도 길러 준다. 단, 과잉 섭취할 경우 위막에 상처를 입히거나 빈혈의 원인이 될 수도 있으므로 음식에 넣어 먹는 것이 좋다. 아이들은 성인 섭취량의 절반 정도가 적당하고, 반드시 익혀서 하루에 한 조각 정도를 섭취한다. 오랫동안 섭취하면 강한 살균 효과로 인해 몸속에 있는 좋은 균마저 죽일 가능성이 있으므로 주의해야 한다.

작은 조각으로 나눠 간장 절임이나 식초 절임, 된장 절임, 올리브유 절임으로 만들어 두면 마늘뿐만 아니라 절여 놓은 조미 국물도 요리에 활용할 수 있어 효과적이다.

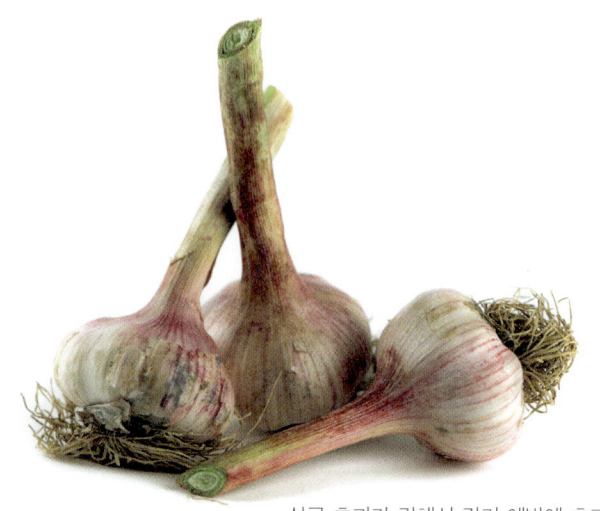

살균 효과가 강해서 감기 예방에 효과적인 마늘

● **마늘은 잘게 썰수록 효과가 상승**

냄새 성분인 알리신은 세포막을 손상시킬 만큼 효과가 강력하다. 마늘을 요리에 이용할 때는 칼등으로 부숴서 잘게 썰면 자르기도 편하고 알리신의 효과도 더욱 높아진다. 냄새가 신경 쓰이는 경우에는 수프로 만들어 먹는 것이 가장 좋다. 작은 조각을 냄비에 넣어 그대로 15분 정도 익히면 불쾌한 냄새가 없어져 국물로 흘러나온 성분까지 모두 섭취할 수 있다.

볶음 요리를 할 때도 마늘을 처음에 볶으면 냄새가 사라지고 요리에 풍미를 더해 주는 한편 효과적인 성분은 그대로 남는다. 고기 요리를 할 때도 반드시 마늘로 풍미를 살릴 것. 고기의 누린내를 제거해 주고, 단백질의 소화, 흡수가 잘되게 해 준다.

스트레스를 풀어 주는 비타민 C가 풍부한 브로콜리

냄새가 없어서 아이들도 거부감을 보이지 않고, 수많은 영양소를 함유하고 있는 브로콜리. 특히 수험생을 둔 가정이라면 요리에 적극적으로 이용할 것을 권한다.

브로콜리는 양배추의 일종으로, 각종 영양소를 함유하고 있다. 베타카로틴은 물론 루틴이라는 다른 카로틴도 풍부한데, 이것이 암을 예방한다고 알려져 한층 더 주목받고 있으며, 토마토·마늘·녹차 등과 함께 세계 10대 식품에 선정되기도 하였다.

브로콜리 100g에는 54mg이나 되는 비타민 C가 들어 있으며, 데쳐도 크게 파괴되지 않는다는 장점이 있다. 항(抗) 스트레스 비타민인 비타민 C는 스트레스를 많이 받는 수험생들에게 반드시 필요하다.

또한 브로콜리에는 비타민 $B_1 \cdot B_2 \cdot B_3$ 함유량도 많다. 이들 비타민 B군은 우리 몸속에 들어 있는 유해 금속을 배설해 주는 기능을 한다. 우엉에 버금갈 만큼 식물섬유도 풍부하여 변비 예방과 해소에 큰 효과가 있다.

미네랄 가운데는 철이 가장 풍부하다. 철을 흡수하는 데는 비타민 C가 필요한데, 브로콜리는 비타민 C가 풍부해서 스스로 철의 흡수를 돕는다. 그밖에 마그네슘과 단백질, 비타민 E까지 함유되어 있는 두말할 필요가 없는 건강 채소이다.

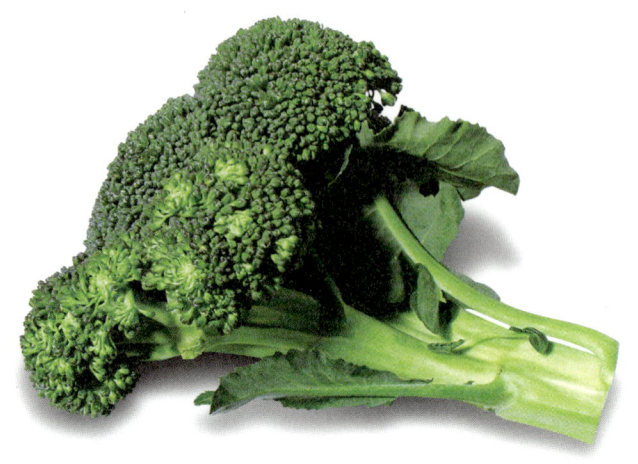

비타민의 보고 브로콜리

● 기름과 함께 섭취하면 흡수율이 50%나 상승

브로콜리의 카로틴과 루틴은 체내에서 비타민 A가 되어 가열하더라도 거의 손실되지 않는다. 흡수율을 높이기 위해서는 당근과 마찬가지로 기름에 조리하는 것이 좋다. 데치면 흡수율이 20% 정도이지만 기름에 볶거나 튀기면 60~70%로 향상된다. 건강에 좋은 올리브유를 팬에 두르고 브로콜리를 넣어 볶으면 된다. 볶을 때 살코기를 적당량 넣으면 고기에 들어 있는 시스테인(cysteine)이라는 아미노산이 킬레이트 효과를 높여 준다.

기름에 조리하지 않고 데친 브로콜리에 올리브유와 식초, 천연 소금, 후추를 섞어 만든 드레싱을 끼얹어도 같은 효과를 볼 수 있다. 브로콜리는 고기와 함께 먹어도 좋은데, 브로콜리를 많이 먹으면 상대적으로 육류의 과잉 섭취를 막을 수 있다.

브로콜리의 비타민 C는 다른 채소에 비해 잔존율이 높은 편이지만 채소인 점을 감안하여 가능하면 빠른 시간에 데치는 것이 좋다. 삶는 과정에서 물에 영양소가 빠져 나오므로 버리지 말고 수프 등에 활용하면 된다.

기둥 부분도 영양이 같으므로 버리지 말고 전부 먹는 습관을 들여야 한다. 된장 절임으로 만들어 냉장 보관해 두고 먹는 것도 좋은 방법이다.

기억력과 학습력을 높여 주는 글루타민산이 풍부한 콩

콩은 몸에 좋은 영양 성분이 30종류 이상 포함되어 있는 식품으로, 식물성 단백질 가운데 아미노산 조직 구성이 가장 뛰어나다. 당질을 에너지로 바꾸는 데 가장 적합할 뿐만 아니라 쌀에 부족한 단백질도 보충해 주므로 밥을 지을 때 콩을 넣으면 영양이 더욱 높아진다.

콩의 성분 가운데서도 가장 특징적인 것은 레시틴(lecithin)으로, 뇌를 활성화하여 뇌 세포에 힘을 준다. 또 다른 성분인 사포닌은 LDL(나쁜) 콜레스테롤과 지방을 줄여 주어 최근 증가하고 있는 소아 생활습관병의 예방과 개선에 효과적이다.

지방질 가운데서는 필수 지방산이 20%나 함유되어 있으며, 기억력과 학습 능력을 높여 주는 아미노산인 글루타민산도 풍부하다. 비타민 K_2는 칼슘과 단백질을 결합하여 뼈를 튼튼하게 해 준다. 그래서

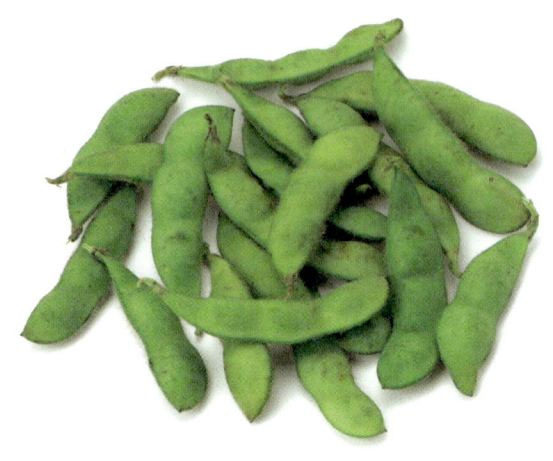

뇌를 활성화해 주는 뇌의 영양제, 콩

자연란의 노른자와 청국장을 석어 비벼 먹으면 단백질이 더욱 강화된다. 여기에 파를 첨가하면 파의 알리신이 비타민 B_1의 작용을 더욱 높여 준다. 최근에는 냄새를 제거한 청국장이 개발되어 시판되고 있으므로 그것을 이용한다면 어린 아이나 젊은 사람들도 큰 거부감 없이 먹을 수 있을 것이다.

특히 두부는 식물섬유 이외에 콩의 효능을 그대로 가지고 있어서 콩보다 소화와 흡수가 잘된다. 그러므로 두부를 먹을 때는 비타민 A·C와 식물섬유가 풍부한 채소를 함께 섭취하는 것이 좋다. 두부를 으깨어 당근이나 곤약과 함께 버무려 섭취하면 다이어트에도 도움이 되고, 영양적으로도 균형이 잘 맞는다. 다시마나 표고버섯, 육류 등 천연의 양념 맛을 낼 수 있는 재료와 함께 요리하는 것도 좋은 방법이다.

뇌를 활성화하여 머리를 좋게 해 주는 참깨

예부터 불로장수의 명약으로 알려져 온 참깨는 뇌를 활성화하여 머리를 좋게 해 주는 식품이다. '뇌를 가득 채우고, 빈 곳을 메워 주는 작용'이 있다는 기록도 있다. 운동 능력을 높이는 효과도 유명해서 올림픽에서 최연소로 3회 연속 금메달을 딴 수영 선수 머레이 로즈(Murray Rose)의 아버지는 '아들이 가진 강함의 비결은 참깨에 있다'고 공개하여 주목을 받기도 했다.

참깨에는 특히 단백질과 지방이 풍부한데, 그 양은 콩보다 많다. 그중에서도 트립토판(tryptophan)이 풍부하여 체내의 비타민 B_3 합성을 도와준다. 비타민 B_1도 풍부하여 밥과 궁합이 잘 맞으므로 반찬을 만들 때 참깨를 많이 이용하는 것이 좋다. 비타민 B_2와 E의 함유량도 많아 두뇌의 활성화를 돕는다.

칼슘과 인의 비율이 높아 흡수를 도와주며, 빈혈 예방에 좋은 철과 변비 예방에 효과적인 식물섬유도 함유되어 있다. 불포화 지방산인 오메가 6 리놀산과 올레인을 비롯해 강력한 항산화 성분인 세사민과 세사몰린, 세사미놀 등도 풍부하다. 비타민 E와 상승 작용을 하여 혈액 순환을 도와 뇌에 충분한 영양을 공급해 주기도 한다.

● 참깨를 섞어 섭취하면 효과가 더욱 상승

깨는 색깔에 따라 흰색을 띠는 흰깨, 검은색을 띠는 검은깨, 갈색을 띠는 들깨 3종류로 나누어진다. 성분 면에서는 큰 차이가 없으나

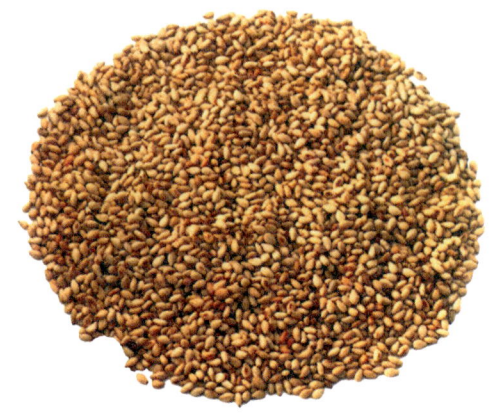

깨는 섞어 먹을수록 효과적이다

칼슘 함유량은 검은깨가 가장 높고, 기름은 흰깨에 가장 풍부하다. 깨뿐만 아니라 깻잎도 장아찌와 나물, 쌈 등으로 다양하게 이용되고 있다. 그중에서도 검은깨에 들어 있는 안토시아닌(anthocyanin) 색소는 활성 산소를 제거하는 데 매우 효과적이다.

깨를 고를 때는 알이 고르고 색상이 일정하며 충분히 마른 것을 선택해야 한다. 그러나 껍질까지 먹을 경우 그대로 배설되므로 곱게 갈아서 이용하거나 다른 종류와 섞어 섭취하는 것이 좋다. 껍질을 부수어 섭취하면 흡수율도 높아지고, 향도 훨씬 풍부하다.

요리의 감초라 할 만큼 다양한 요리에 사용할 수 있으므로 무치거나 비벼 먹거나 페이스트로 만들어 빵이나 과자에 발라 먹는 등 다양하게 활용할 수 있다.

감기 예방에 효과적인 5가지 성분

 수험생은 물론 아이들에게 가장 신경 쓰이는 감기. 면역력을 향상시키기 위해서는 다음의 5가지 성분을 꾸준히 섭취하는 것이 좋다.

 ① 아연
 면역력을 향상시켜 주는 굴은 가장 좋은 아연의 공급원으로, 다른 식품에 비해 20~30배에 달하는 아연이 함유되어 있으며 소화도 잘된다. '바다의 우유'라고 불릴 만큼 철과 타우린, 단백질, 요오드 등 우리 몸에 좋은 성분이 가득하다. 굴을 이용한 영양밥이나 전, 부침, 튀김, 국 등으로 다양하게 이용할 수 있다.
 굴을 싫어하는 아이들에게는 아보카도를 권한다. 아연뿐만 아니라 구리까지 풍부한 아보카도는 특별한 맛이 없어서 다른 재료나 소스와 어우러졌을 때 맛이 좋아진다. 아보카도와 양파를 함께 넣은 주스나 초밥, 샌드위치를 만들어 주면 아연을 효과적으로 섭취할 수 있다. 콩류와 견과류, 씨앗류 같은 식물성 식품에도 아연이 풍부하게 들어 있다.

 ② 베타카로틴
 기도와 코, 입의 점막을 정상적으로 활동하게 해 주는 영양소로, 당근과 토마토, 브로콜리, 당근, 고구마, 아스파라거스, 고추 등에 풍부하다. 물질대사 과정에서 생성되는 유해 산소의 발생을 억제하여 세포막이 손상되는 것을 막아 강력한 항산화 작용을 한다. 과잉 섭취해도 전혀 부작용이 없지만 위장약과 병용하면 흡수가 방해되므로 주의해야 한다. 특히 날것으로 먹으면 흡수가 어려우므로 올리브유에 살짝 볶아 먹는 것

이 좋다.

   채소를 싫어하는 아이들을 위해 베타카로틴이 풍부한 당근과 고구마에 감자나 양파 등을 섞어 요리해 먹으면 섭취하기 쉽다.

  ③ 비타민 C

   가장 대표적인 피로 회복제이자 감기의 특효약으로 알려져 있는 비타민 C. 항(抗) 스트레스 비타민이라고 불릴 만큼 스트레스를 풀어 주는 효과가 뛰어나고, 강력한 항산화 작용으로 바이러스에 대한 저항력을 높여 준다. 귤·딸기·키위·레몬 등의 과일과, 고추·양배추·파슬리·피망·감자 등의 채소에는 풍부한 반면 육류와 달걀에는 부족하므로 비타민 C를 섭취하기 위해서는 채소를 즐겨 먹으면 된다. 요즘 들어 관심이 높아진 새싹 채소와 어린잎에는 일반 채소보다 더 많은 비타민 C가 함유되어 있다.

   수용성이기 때문에 몸에 쉽게 흡수되지만 몸에 축적되지 않고 필요량만 쓰인 뒤 배출되므로 꾸준히 섭취해야 한다. 단, 아스피린은 비타민 C의 작용을 억제하므로 주의해야 한다.

  ④ L-리신(L-lysine)

   리신은 필수 아미노산의 일종으로, 보통 자연계에서 L-lysine 형태로 존재한다. 우리 몸의 단백질을 형성하는 데 중요한 성분으로, 뼈와 연골을 만드는 섬유질을 형성하고 항체 호르몬의 효소를 만드는 데 필요하다. 결핍되면 피로와 빈혈, 눈의 충혈 등의 증상이 나타날 수 있다. 감자와 살코기, 콩류 등 아이들이 비교적 좋아하는 식품에 함유되어 있으므로 요리에 꾸준히 이용하는 것이 좋다.

⑤ 셀렌

천연 비타민 E의 2,000배에 달하는 항산화력을 가지고 있는 미량 미네랄로, 면역력 증강에 탁월한 효과를 발휘하고 중금속으로 인한 피해를 막아 준다.

암과 동맥 경화, 심장병 등 생활습관병에도 효과적이어서 어린이나 수험생뿐만 아니라 어른들에게도 좋다. 면역력을 활성화하여 세포의 산화를 방지하는 것이 셀렌의 가장 큰 효능. 영국에서는 주민들을 대상으로 하루에 100㎍의 셀렌을 섭취하게 한 결과 바이러스 등의 공격으로부터 몸을 지켜 주는 면역계가 크게 향상되었다는 보고도 있다. 곡물류와 조개류, 브로콜리, 양파, 마늘, 표고버섯 등에 함유되어 있으며, 최근에는 셀렌이 함유된 우유도 시판되고 있다.

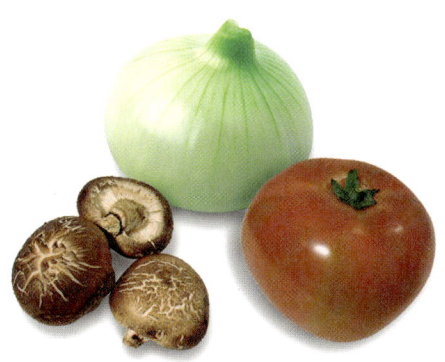

제4장

기억력과 집중력을
높여 주는 레시피

[참고]
- 1작은술 = 5㎖
- 1큰술 = 15㎖
- 1컵 = 200㎖
- 쌀 1컵 = 180㎖

내 몸의 에너지, 밥

뇌의 에너지를 만드는 기본. 엄마의 정성으로 효과를 높인다.

 풍부한 DHA가 기억력을 높여 주는 꽁치밥

가시와 비린내를 제거한 꽁치의 DHA를 효과적으로 섭취할 수 있는 영양 만점 밥.

* 재료(4인분)

쌀 3컵, 꽁치 2마리, 파 5쪽, 생강 1쪽, 천일염 1작은술, 간장 1작은술, 요리술 3큰술

* 만드는 법

① 쌀에 소금, 간장, 요리술 2큰술을 넣어 밥을 짓는다.
② 꽁치는 머리와 내장을 제거한 뒤 소금을 약간 뿌려 노릇노릇하게 구워 요리술 1큰술을 뿌려 놓는다.
③ 꽁치의 뼈를 발라 살을 부순다.
④ 밥이 끓으면 ③을 밥에 넣고 섞는다.
⑤ 그릇에 담은 뒤 잘게 썬 파와 저민 생강으로 장식한다.

 식물섬유가 풍부한 톳과 뿌리 채소로 만드는 채소밥

칼슘과 요오드, 철 등의 무기 염류가 풍부하여 성장기 아이들과 수험생에게 좋으며, 치아와 모발 건강에도 효과적인 건강 밥.

* 재료(4인분)

찹쌀 2+1/4컵, 쌀 3/4컵, 말린 톳 20g, 당근 1/2개, 우엉 1/2개, 요리술 적당량, 맛술 2큰술, 간장 3큰술

＊만드는 법

① 찹쌀과 쌀을 섞어 잘 씻어서 소쿠리에 30분 정도 둔다.
② 톳을 20분 정도 물에 담가 잡티를 제거한다.
③ 당근은 잘게 썰고 우엉은 어슷하게 잘라서 뜨거운 물에 삶아 건진다.
④ 냄비에 요리술 2큰술, 맛술, 간장 1큰술을 넣고 톳을 넣어 끓인다.
⑤ 전기 밥솥에 찹쌀과 쌀, 톳, 당근, 우엉을 넣고 요리술 1/2컵, 맛술 1큰술, 간장 2큰술을 넣은 뒤 물 2.5컵 정도를 붓고 가열해 뜸들인다.
⑥ 뜸이 들면 골고루 섞어 그릇에 담는다.

비타민과 미네랄이 풍부한 현미밥

영양 요법의 중심에 있는 현미. 맛있게 지어서 가족의 건강도 지키고 입맛도 살린다.

＊만드는 법

① 유기 재배한 현미를 준비하여 먼지와 잡티를 제거한 뒤에 2~3회 씻는다.
② 압력 밥솥에 물과 쌀을 4 : 3 비율로 넣은 다음 천일염을 약간 뿌려 뚜껑을 덮은 뒤 30분간 그대로 둔다.
③ 압력솥 뚜껑을 잘 닫은 다음 강한 불에서 2분, 약한 불에서 20분, 불을 끈 뒤 20분간 놓아둔다.
④ 그릇에 담아 참깨를 뿌려 낸다.

부드러운 두뇌 활력소, 수프

재료에서 흘러나온 비타민과 미네랄까지 모두 섭취할 수 있는 수프로 뇌에 활력을 준다.

식물섬유와 비타민, 미네랄이 듬뿍 든 채소 수프

풍성하긴 하지만 재료가 모두 채소이기 때문에 위에 부담이 되지 않고, 붉은 고추에 들어 있는 캡사이신(capsicin) 성분이 온몸의 혈액 순환을 도와준다.

✽ **재료**(2인분)

양배추 잎 2장, 브로콜리 50g, 당근 1/2개, 감자 2개, 아스파라거스 4개, 붉은 고추 1/4개, 삶은 콩 30g, 전립분 크래커 3개, 천일염, 후추, 올리브유

✽ **만드는 법**

① 양배추 잎, 브로콜리, 당근, 감자, 아스파라거스를 먹기 좋은 크기로 잘라 올리브유를 두르고 살짝 볶는다.
② 냄비에 물 1.5컵과 4등분한 감자를 넣은 다음 강한 불에서 10분 정도 삶는다.
③ 여기에 볶은 재료와 삶은 콩을 넣어 소금과 후추로 맛을 낸 뒤에 약한 불에서 10분 정도 끓인다.
④ 불을 끄기 2분 전에 붉은 고추와 전립분 크래커를 넣는다.
⑤ 준비해 둔 그릇에 담아 뜨거울 때 먹는다.

스태미나를 높여 주는 마늘·케일 수프

마늘은 최고의 킬레이트 식품이고, 케일은 채소 절임의 원료가 되는 영양 만점의 채소이다. 원기를 확실하게 북돋아 주는 따뜻한 수프로 건강을 챙기자. 약한 불에서 보글보글 끓이는 것이 요령.

✱ 재료(4인분)

마늘 1쪽, 케일 2장, 토마토 주스 1.5~2컵, 셀러리 1개, 콜라드 잎 2장, 브로콜리 100g, 크루통, 천일염, 후추 약간

✱ 만드는 법

① 마늘은 껍질을 벗겨 믹서기에 갈아 놓는다.
② 케일 잎, 셀러리, 콜라드 잎, 브로콜리도 깨끗하게 씻어 믹서기에 갈아 놓는다.
③ 냄비에 토마토 주스를 넣고 끓여 넘치지 않게 약한 불에서 5분 정도 데운다.
④ 마늘과 채소를 ③에 넣은 다음 약한 불에서 10분 정도 끓여 소금과 후추로 간을 한다.
⑤ 그릇에 담아 크루통*을 뿌려 따뜻할 때 먹는다.

✱ 크루통(croton) : 식빵을 작게 잘라 기름에 튀기거나 토스트하여 버터를 발라 작게 자른 것. 주로 스프에 띄어 먹거나 샐러드 등에 넣어 먹는다.

입맛을 돋우는 주된 반찬

두뇌의 힘을 더욱 향상시킬 수 있는 재료를 많이 활용하는 것이 좋다.

비타민 B군이 뇌를 활성화해 주는 **돼지고기 콩 스튜**

비타민 B군이 풍부한 돼지고기와 단백질의 보고인 콩이 올리브유와 조화를 이룬 부드러운 요리.

＊재료(2인분)

삶은 콩 200g, 중간 크기 양파 1/2개, 돼지고기 살코기 저민 것 200g, 마늘 2쪽, 고형 수프 2개, 토마토 주스 2컵, 천일염, 후추 약간, 올리브유 적당량

＊만드는 법

① 양파와 마늘은 잘게 다지고, 고기는 1㎝ 크기로 자르고, 콩은 바구니에 담아 물기를 제거한다.
② 올리브유를 두른 팬에 마늘과 양파를 볶다가 향이 나면 고기와 콩을 섞어 볶는다.
③ 토마토 주스와 고형 수프를 넣고 끓인다.
④ 가끔 저어 주다가 국물이 줄어들면 소금과 후추로 간을 한다.

비타민과 미네랄 듬뿍 **과일 샐러드**

풍부한 비타민과 미네랄이 몸과 마음을 튼튼하게 해 주는 과일 샐러드. 신선한 과일 향기 가득 달콤새콤함을 동시에 느낄 수 있다.

＊재료(4인분)

딸기 4개, 밀감 1/2개, 오렌지 1/2개, 사과 1/4개, 키위 1/2개, 바나나 1개, 무 간 것 2/3컵, 레몬 즙 적당량, 천일염, 올리고당 약간

＊만드는 법

① 딸기는 소금물에 살살 씻어서 꼭지를 떼고 4등분한다.
② 밀감과 오렌지는 껍질을 벗겨 낱개로 떼어놓는다.
③ 사과는 껍질을 벗겨 깍뚝 썰기하고, 키위는 껍질을 벗겨 얇게 썬다.
④ 바나나는 껍질을 벗겨 동그랗게 썰어 레몬 즙을 뿌린다.
⑤ 무는 갈아서 즙을 내어 소금과 올리고당으로 맛을 내어 레몬 즙으로 상큼한 맛을 조절한다.
⑥ 모든 재료를 무쳐서 그릇에 담아 낸다.

두뇌를 활발하게 해 주는 대구 아몬드 튀김

두뇌 활동을 활발하게 해 주는 견과류와 생선, 채소가 곁들여져 맛과 영양이 풍부하다. 기름에 살짝 구운 대구의 풍부한 맛을 느낄 수 있다.

＊재료(4인분)

싱싱한 대구 4토막, 슬라이스 아몬드 1컵, 레몬 즙, 천일염 약간, 물에 푼 달걀, 올리브유 약간, 채소(감자 2개, 콩 200g, 레몬, 파슬리 적당량)

＊만드는 법

① 대구는 소금과 레몬 즙을 뿌려 재워 둔다.
② 달걀에 대구를 적셔 슬라이스 아몬드를 묻힌다.
③ 프라이팬에 올리브유를 두르고 팬을 달군 뒤 ②를 노릇노릇하게 굽는다.
④ 동그랗게 깎은 감자와 살짝 튀긴 콩, 레몬, 파슬리로 장식한다.

콩의 영양이 듬뿍 팽이버섯 청국장 무침

단백질 분해 효소가 살아 있는 청국장과 삶은 팽이버섯의 부드러움을 동시에 느낄 수 있는 요리. 청국장을 먹는다는 것은 곧 각종 효소와 발효균, 생리 활성 물질을 먹는 것.

✻ 재료(4인분)

팽이버섯 1봉지, 청국장 100g, 대파, 간장 1큰술, 물에 갠 겨자 약간

✻ 만드는 법

① 뿌리를 잘라 낸 팽이버섯을 뜨거운 물에 살짝 삶아 물기를 제거해 놓는다.
② 대파는 잘게 썰어 둔다.
③ 볼에 청국장을 넣고 가볍게 섞어 ①과 ②, 간장, 물에 갠 겨자를 넣고 무친다.

비타민과 미네랄, 식물섬유가 풍부한 뿌리 채소 조림

당근, 우엉, 연근 등의 건강 채소와 최고의 다이어트 식품인 곤약이 어우러져 영양은 물론 화사한 색깔이 보는 즐거움까지 더해 준다.

✻ 재료(4인분)

당근 1/2개, 우엉 15㎝, 연근 6㎝, 곤약 1/2개, 껍질콩 100g, 붉은 고추 1개, 식초 약간, 참기름 1/2큰술, 요리술 1/2큰술, 올리고당 1/2큰술, 간장 2큰술

✻ 만드는 법

① 당근과 우엉은 성냥개비보다 약간 작게 자르고, 연근은 반달 모양으로 자른다. 우엉과 연근은 식초 물에 담가 놓는다.
② 껍질콩은 5㎝ 정도로 자른다.

③ 곤약은 물에 데쳐서 얇게 썰고, 고추는 씨를 빼서 작게 자른다.

④ 냄비에 참기름을 두르고 고추와 재료를 넣어 볶는다.

⑤ 완전히 다 볶아지면 요리술, 올리고당, 간장을 넣어 국물이 없어질 때까지 조린다.

DHA와 식물섬유가 듬뿍 정어리 감자탕

등 푸른 생선에 풍부한 DHA와 누구나 부담 없이 즐길 수 있는 감자의 조화.

*재료(4인분)

정어리 6마리, 양파 1개, 셀러리 50g, 마늘 1쪽, 토마토 큰 것 1개, 감자 2개, 천일염 1/2작은술, 후추 약간, 백포도주 2큰술, 올리브유 2큰술, A(뜨거운 물 3컵, 고형 수프 1개, 카레 가루 1.5큰술, 월계수 잎 1장)

*만드는 법

① 정어리는 머리를 떼어 내고 3~4㎝ 길이로 잘라 소금과 후추, 백포도주를 뿌려 놓는다.

② 양파, 셀러리, 마늘은 갈아 잘게 다져 놓는다.

③ 토마토는 껍질을 벗겨서 씨를 배고 토막 썰기를 한다.

④ 감자는 1㎝ 두께로 동그랗게 썰어 놓는다.

⑤ 냄비에 올리브유를 두르고 마늘, 양파, 셀러리 순으로 볶은 뒤 토마토를 넣어 볶는다.

⑥ 감자와 A를 넣고 강한 불에서 끓이다가 정어리를 넣는다.

⑦ 다시 한번 끓어오르면 불을 줄인 뒤 10분 정도 더 끓인다.

집중력을 향상시키는 야식(밤참)

밤만 되면 어김없이 생각나는 야식, 그러나 야식을 선택하는 데도 주의가 필요하다. 소맥분 글루텐은 우유의 카세인처럼 우리 몸에 좋지 않은 영향을 끼친다. 주의가 산만하고 집중력이 약한 아이들의 메뉴를 조사해 본 결과 카세인과 글루텐이 상당히 많이 포함되어 있었다고 한다.

특히 수험생은 스트레스로 인해 위산 분비가 저하되기 쉬우므로 글루텐과 카세인의 피해가 더욱 강하게 나타날 수 있다. 집중력과 기억력이 중요한 수험생은 카세인이 많은 우유나 유제품, 글루텐이 많은 우동, 흰빵, 소맥분을 사용한 요리는 가급적이면 피하는 것이 좋다. 그중에서도 특히 피해야 할 것은 아래와 같다.

- 정백한 소맥과 대맥을 첨가한 식품 : 우동, 빵, 시리얼, 고기만두, 팥 만두, 쿠키, 피자, 케이크
- 글루텐의 끈기를 이용한 식품 : 메밀국수, 라면, 햄버거, 미트볼, 중국식 만두
- 우유와 유제품 : 우유, 치즈, 요구르트, 아이스크림

부드러우면서도 든든한 현미죽

백미에 부족한 미네랄과 식이섬유가 풍부한 현미죽. 부드러운 질감이 위에 부담을 주지 않고, 소모된 에너지를 충전해 준다.

✽ 재료(2인분)

현미 1컵, 천일염, 반디 나물 5~6줄기

✽ 만드는 법

① 현미를 씻어서 압력솥에 넣고 5컵의 물을 부은 다음 뚜껑을 덮는다.
② 압력솥의 추가 움직이면 불을 약하게 해서 30분, 불을 끈 뒤 10분 정도 뜸을 들인다.
③ 뚜껑을 연 다음 소금을 살짝 뿌린 반디 나물을 얹는다.

집중력 향상에 좋은 고기 채소밥

발아 현미의 GABA와 소화가 잘되는 베이비 푸드가 조화를 이룬 건강 야식.

✽ 재료(1인분)

발아 현미밥, 베이비 푸드(채소와 고기의 혼합 제품), 레몬 즙 약간

✽ 만드는 법

① 발아 현미밥에 베이비 푸드를 얹는다.
② 레몬 즙을 뿌려 오븐에 1분간 데운다.

두뇌에 활력을 주는 깔끔한 맛, 주스 & 드링크

공부에 지쳐 피곤할 때는 단 과자를 먹는 것보다 건강 주스를 마시는 것이 좋다.

베타카로틴이 풍부한 시금치 주스

계절에 상관없이 나오는 시금치, 제철에 출하된 것이 가장 영양소가 풍부하긴 하지만 건강을 위해서는 꾸준히 마시는 것이 비결.

*재료(1인분)

시금치 1뿌리, 셀러리 1/2개, 아스파라거스 2개, 토마토 주스 1컵, 레몬 또는 라임 1/4개

*만드는 법

① 채소는 깨끗하게 씻어서 믹서기에 넣기 쉽게 적당히 자른다.
② 시금치, 셀러리, 아스파라거스, 토마토 주스를 한꺼번에 믹서기에 넣고 간다.
③ 주스를 컵에 담은 다음 레몬이나 라임 즙을 뿌린다. 기호에 맞게 올리고당이나 스테비아를 첨가한다.

위산 분비를 도와 식욕을 돋우는 레몬 드링크

위산 분비를 도와주는 레몬의 효과로 입맛을 자극하는 건강 드링크. 식사하는 틈틈이 마시면 좋다.

*재료(1인분)

사과 1/2개, 레몬 즙 1/2개 분량

*만드는 법

① 사과는 껍질을 벗겨 씨를 제거한 뒤 얇게 저며 소금물에 담가 놓았다가 꺼내어 믹서기에 간다.

② 사과 주스에 레몬 즙을 넣어 잘 섞는다. 기호에 따라 올리고당을 첨가하여 차가운 물로 희석한다.

마음을 편안하게 하고 숙면을 유도하는 양상추 셀러리 주스

잠들기 30분 전에 마시면 특히 효과적이다. 편안한 마음으로 자연스럽게 잠들 수 있을 것이다.

*재료(1인분)

양상추 2장, 셀러리 1/2개, 레몬 또는 라임 1/4개

*만드는 법

① 양상추와 셀러리를 믹서기에 갈아 컵에 담는다.

② 주스에 레몬 또는 라임을 뿌린다. 기호에 따라 올리고당이나 스테비아를 첨가한다.

마음이 풀어지고 따뜻해지는 두유 식혜

우리의 전통 음료인 식혜의 달콤함과 콩의 영양 성분이 살아 있는 두유의 고소함이 조화된 따뜻한 음료.

*재료 시판되는 식혜, 두유, 생강 즙

*만드는 법

① 냄비에 식혜와 두유를 넣고 불에 올린다.

② 끓기 직전에 불에서 내려 컵에 따른 다음 생강 즙을 뿌린다.

후기

 지난 100년간 끊임없이 합리성과 편리함을 추구해 온 결과 인류는 과거와 비교가 안 될 정도로 눈부신 변화와 발전을 이루어 냈다. 그러한 변화와 발전은 우리의 일상생활 속에 깊숙이 들어와 편리함과 풍족함을 누리게 해 주었다. 그러나 우리는 그동안 많은 것을 잃고 희생해 왔다고 볼 수 있다.

 의식주(衣食住), 그중에서도 특히 식생활 환경에서 큰 희생을 치렀다고 생각한다. 하루하루 끼니를 걱정해야 했던 과거에 비해 먹을 것이 넘쳐나고, 원하기만 하면 언제든지 먹고 싶은 것을 구할 수 있는데 희생이 웬 말이냐고 반박할지도 모른다. 하지만 산에서 나는 열매를 따서 물에 씻기만 하여 먹고, 지천에 깔려 있는 나물을 캐어 아무 걱정 없이 먹던 모습은 이제 도시에서는 쉽게 찾아볼 수 없다.

 과일 하나를 사더라도 농약 걱정을 먼저 해야 하고, 나물 한줌을 사도 유기농인지 아닌지를 따져야 할 만큼 마음놓고 식품을 사 먹기가 어려운 시대이기 때문이다.

 그중에서도 가장 큰 문제는 다음 세대를 책임질 우리 아이들에게까지 해로운 먹거리가 영향을 끼치기 시작했다는 것이다. 매일같이 식품 안전에 대한 문제가 신문과 TV를 통해 보도되고 있지만 직접적인 영향을 받는 우리는 그저 강 건너 불 구경하듯 뾰족한 대책을 내놓지 못하고 있는 실정이다. 문제가 커진 다음에야 정부와 책임자를 비난하기만 할 뿐 누군가가 해결해 주겠지 하는 안이한 태도로 일관하고 있다. 그러나 다음 세대를 책임질 아이들, 특히 우리 아이들에게 이러한 변명은 통하지 않는다. 그렇다면 무엇이 좋고 무엇이 나쁜가? 굳이 대답하자면 지금의 식생활 습관으로는 '아무것도 먹지 않는 것이 좋다'는 결론을 내릴 수밖에 없다.

일단은 자신과 가족의 식생활을 되돌아보고 올바른 정보를 수집하여 지금의 좋지 않은 식생활을 조금씩 개선해 나가는 것이 중요하다. 물론 지금까지의 식습관을 한 순간에 바꾸기란 어려울 것이다. 그러므로 무엇이 나쁘고, 왜 나쁜지에 대한 이유를 가족들에게 자세히 설명해 주어 동의와 이해를 구하는 것이 중요하다.

최근 들어 서구 유럽에서 동양 음식, 그중에서도 한국과 일본 음식에 대한 관심이 높아지는 것도 우리 음식이 탁월한 재료들을 선택해 영양소를 균형 있게 섭취할 수 있는 방법으로 조리하기 때문이다. 편리하고 먹기 쉬운 패스트푸드를 만들어 전 세계적으로 매년 수많은 이윤을 남기고 있는 그들이 이제 와서 우리 음식에 매력을 느끼는 이유만 보아도 우리의 전통 음식과 발효 식품이 얼마나 훌륭한지를 알 수 있을 것이다. 우리 음식에 자신감과 자긍심을 갖는 것은 물론 영양제나 건강 식품에 의존하지 않아도 건강해질 수 있는 환경을 만드는 데 노력해야 할 것이다.

이 책은 기본적으로 우리가 알고 있는 잘못된 음식 상식들을 바로잡아 주고, 어린 아이와 수험생의 기억력과 집중력을 향상시키는 데 중점을 두고 있다. 하지만 더 나아가 가족의 건강을 책임지는 엄마들이 올바른 지식을 가지고 가정의 '건강 지킴이'가 되어 주기를 기대하는 목적으로 쓰여졌다. 겉으로만 튼튼한 아이가 아닌 마음도 꽉 찬 아이로 키우는 데 이 책이 큰 도움이 되었으면 한다.

이 책을 집필할 수 있도록 자료 수집에 힘써 주시고 조언을 해 주신 많은 분들과 편집부, 사랑하는 가족에게 깊은 감사를 드린다.

사토 아키오

전창무(의학박사/전문의) _ 감수

현 잠실아이정신과(02-2202-7512) 원장, 닥터전소아청소년연구소(www.drjeon.co.kr) 소장, 중앙대학교 의과대학 외래교수, 남양아이(www.namyangi.com) 소아정신과 전문가 상담, 우리아이(www.urii.com) 소아정신과 전문가 상담, 베베하우스(www.bebehouse.com) 소아정신과 전문가 상담, 일동맘(www.ildongmom.com) 소아정신과 전문가 상담, ADHD(www.adhd.or.kr) 전문가 상담, 대한소아청소년정신의학회 정회원, 대한신경정신의학회 정회원

사토 아키오(佐藤 章夫)_ 지은이

1958년 나라 카미나라가와 현 출생.
일본 타마가와 대학 농학부를 졸업하고 캐나다 브리티시 컬럼비아 대학 마라스피나 분교에서 수학한 뒤 임상 검사 센터를 거쳐 ㈜에스알엘사 입사. 퇴사 후 미국 내셔널 힐링 대학(National Healing College)에서 수학했다. 임상 영양사(C.C.N), 홀리스틱 영양사(H.H.P), 허브 처방사(Herbalist) 자격을 취득했다.
영양 의학 연구소를 설립하여 소장으로 재직 중이며, 영양 요법 실전의인 미국 타호마 클리닉의 원장인 조나단 라이트 박사에게 사사했다.
미국 BTI사의 체내 환경 분석 기기 BTA의 O.B.D(BTA 조작 취급 교육 트레이너) 자격 취득. 올바른 지식을 기본으로 건강한 몸을 만들고, 음식 재료의 산지와 성분을 명확하게 파악하여 만든 보충제를 처방하는 일에 힘쓰고 있다.
아사히신문을 비롯한 여러 신문과 잡지에 글을 기고하고 있으며, 지은 책으로 《영양제를 통해 목적별·개인별로 효과를 높이는 방법》이 있다.

탈출! 유해 식품
아이의 두뇌를 깨우는 식생활 습관

초판 1쇄 인쇄 | 2006년 4월 10일
초판 1쇄 발행 | 2006년 4월 20일

감　수 | 전창무
지은이 | 사토 아키오
펴낸이 | 양동현

펴낸곳 | 도서출판 아카데미북
출판등록 | 제13-493호
주소 | 서울 성북구 동소문동4가 124-2
대표전화 | 02)927-2345 팩시밀리 | 02)927-3199
이메일 | academy@academy-book.co.kr

ISBN | 89-5681-050-8 13570

잘못 만들어진 책은 구입한 곳에서 바꾸어 드립니다.

KODOMO WO KACHIGUMI NI SURU SHOKUJIGAKU
ⓒAkio Sato 2003
Copyright All rights reserved.
Original Japanese edition published by SHUFUNOTOMO CO., Ltd
Korean translation rights ⓒ 2006 by Academybook.
Korean translation rights arranged with SHUFUNOTOMO CO., Ltd.
through PLS Agency, Seoul.

본 저작물의 한국어판 저작권은 PLS를 통한 원저작권자와의 독점 계약으로 도서출판 아카데미북이 소유합니다. 신저작권법에 의하여 한국 내에서 보호를 받는 저작물이므로 무단 전재와 무단 복제를 금합니다.

www.academy-book.co.kr

아카데미북 건강 총서

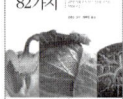

❶ 혈액을 맑게 하는 음식과 생활 습관 82가지
김호순 감수 | 신국판 260쪽 | 10,000원
혈액을 맑게 하여 건강을 지키는 비결. 피를 탁하게 하는 오염된 환경과 스트레스를 개선하고 평생 건강을 지키는 방법 완전 수록.

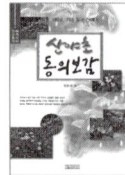

❷ 산야초 동의보감
장준근 지음 | 신국판 560쪽 | 17,000원
몸을 튼튼하게 하고 노화를 방지하는 산야초. 그 신비한 성분을 꾸준히 섭취하는 것이 난치병을 예방하고 물리치는 지름길임을 생약 해설로써 설명하였다.

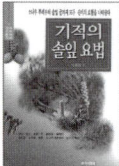

❸ 기적의 솔잎 요법
장준근 지음 | 신국판 204쪽 | 6,000원
우리나라 전역에 자생하는 소나무는 뿌리부터 잎까지 하나도 버릴 것이 없는 귀한 존재다. 여러 사람의 체험과 생리적 실험을 토대로 소나무의 효능을 상술하고 있다.

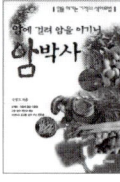

❹ 암에 걸려 암을 이기니 암박사
정명호 지음 | 신국판 430쪽 | 11,000원
365일을 하루같이 삼겹살과 소주로 보낸 날에 대한 보상은 대장암 3기. 자연 식이요법과 가족의 사랑으로 새 삶을 찾았다.

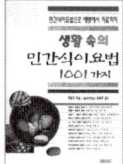

❺ 생활 속의 민간 식이요법 1001가지
홍문화 감수 | 신국판 576쪽 | 13,000원
모든 생활습관병은 식원병. 먹으면서 약이 되는 '의식동원'의 지혜. 동양에서 수천 년 동안 전해져 내려온 비법의 실체.

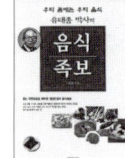

❻ 음식족보
유태종 지음 | 신국판 344쪽 | 8,800원
우리 몸에는 우리 음식.
우리 음식의 뿌리를 찾아 배우는, 읽는 것만으로도 배부른 영양 만점의 음식 족보.

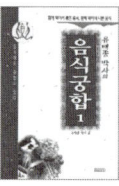

❼ 음식궁합 1
유태종 지음 | 신국판 400쪽 | 10,000원
음식에도 궁합이 있다.
함께 먹어서 좋은 음식 같이 먹어서 나쁜 음식.
음식을 궁합에 맞춰 먹으면 보약보다 낫다.

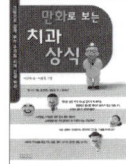

❽ 만화로 보는 치과 상식
이규원 글·이용훈 그림 | 신국판 248쪽 | 7,500원
이해하기 어렵고 복잡한 치과 상식을 만화로 쉽게 풀어 쓴 우리집 치아 건강 백과.

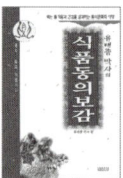

❾ 식품 동의보감
유태종 지음 | 신국판 630쪽 | 15,000원
저마다 다른 식품의 성질과 특성을 잘 알고 활용하는 것이 건강 유지의 기본. 먹는 즐거움과 건강을 동시에 생각한다.

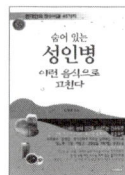

❿ 숨어 있는 성인병 이런 음식으로 고친다
임재헌 지음 | 신국판 304쪽 | 8,500원
우리 주변에서 쉽게 구할 수 있는 재료를 통해 맛과 건강을 동시에 얻는 비결을 제시한, 건강 생활 요법 45가지.

아카데미북 건강 총서

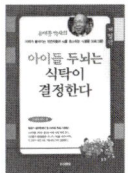

⓫ 아이들 두뇌는 식탁이 결정한다
유태종 지음 | 신국판 312쪽 | 9,000원

지혜로운 아이는 엄마의 식탁에서 자란다.
아이의 두뇌 계발에 필요한 과학적 정보와 식생활 프로그램 완전 수록.

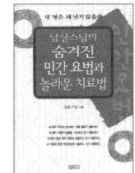

⓬ 남산 스님의 숨겨진 민간 요법과 놀라운 치료법
남산 스님 지음 | 신국판 448쪽 | 12,000원

파스 요법의 창시자 남산 스님이 수집·검증해 낸 민간 요법서. 인간의 몸이 자연과 하나라는 사실을 깨달을 때 병은 쉽게 치료된다. 내 병은 내가 알고 고친다.

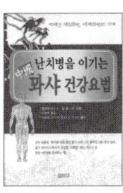

⓭ 난치병을 이기는 중국 꽈샤 건강 요법
이유선 감수 | 신국판 306쪽 | 10,000원

긁고 두드리고 뜯어서 만성 난치병을 물리치는 법. 신경통, 고혈압, 당뇨, 디스크 등을 경혈 자극법으로 치료한다.

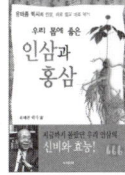

⓮ 우리 몸에 좋은 인삼과 홍삼
유태종 지음 | 신국판 336쪽 | 10,000원

세계 최고의 품질과 약효를 가지고 있는 고려 인삼. 과학적으로 밝혀진 인삼의 성분과 효능, 음용법을 상세히 밝혀 놓았다.

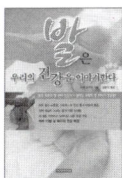

⓯ 발은 우리의 건강을 이야기한다
아베 요우코 | 신국판 208쪽 | 8,000원

발은 제2의 심장이라 할 만큼 중요하지만 내버려두면 만병의 근원이 된다. 하루 10분 발 마사지로 평생을 건강하게 사는 법.

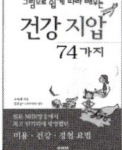

⓰ 그림으로 쉽게 따라 배우는 건강 지압 74가지
구숙혜 지음·김호순 감수 | 신국판 256쪽 | 8,000원

누구든지 쉽게 배워서 바로 사용할 수 있는, 부작용이 전혀 없고 치유력이 뛰어난 건강 경혈 자극 요법.

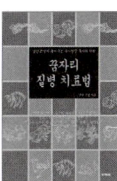

⓱ 꿈자리 질병 치료법
남산 스님 지음 | 신국판 344쪽 | 9,800원

꿈은 현실의 반영인가, 무의식의 산물인가?
꿈은 건강과 밀접한 관계가 있어서 꿈을 통해 몸의 이상을 감지할 수 있다.

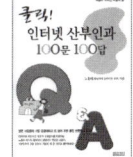

⓲ 클릭! 인터넷 산부인과 100문 100답
노홍태 지음 | 신국판 256쪽 | 8,300원

여성도 제대로 모르는 여성의 몸. 사상 최고의 조회 건수를 기록한 노홍태 박사의 인터넷 산부인과 상담이 책 속으로 들어왔다.

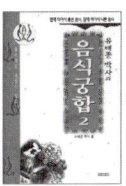

⓳ 음식궁합 2
유태종 지음 | 신국판 396쪽 | 10,000원

《음식궁합1》에 이은 또 하나의 음식 바이블. 우리나라는 물론 중국과 일본을 비롯한 동양의 한방 요리와 서양의 전통 요리를 통해 보는 맛있고도 신기한 음식궁합.

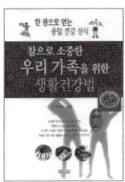

⓴ 참으로 소중한 우리 가족을 위한 생활 건강법
임재헌 지음 | 신국판 416쪽 | 11,500원

한 권으로 얻는 종합 건강 상식. 계절별·체질별·나이별·성별에 따른 건강 관리 지침은 물론 다이어트에서 건강 보조 식품까지 수록.

아카데미북 건강 총서

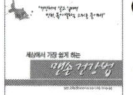
㉑ 세상에서 가장 쉽게 하는 맨손 건강법
이쿠시마 히로시 지음 | 신국판 216쪽 | 7,800원

바쁜 현대인들에게 꼭 필요한 건강 지침서. 쉽고 간단한 손동작만으로도 충분히 건강을 지킬 수 있다.

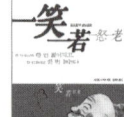
㉒ 일소일약 일노일로
사이토 시게타 지음 | 신국판 168쪽 | 7,000원

한 번 웃을 때마다 한 번 젊어지고, 한 번 화낼 때마다 한 번 늙는다. 즐겁고 편안한 노후를 보내기 위한 비결 완전 공개.

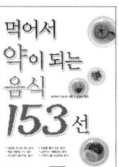
㉓ 먹어서 약이 되는 음식 153선
이이즈카 리스코 지음 | 신국판 252쪽 | 8,500원

우리에게 친근하면서도 약효가 뛰어난 음식 153선을 골라 일러스트와 함께 소개했다.

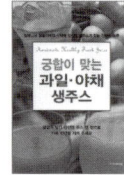
㉔ 궁합이 맞는 과일·야채 생주스
마루오 유키코 지음 | 신국판 176쪽 | 8,800원

궁합이 맞는 재료를 알맞게 혼합하면 효과와 효능이 2~3배 더 높아진다. 집에서 만드는 영양 만점 별미 생주스.

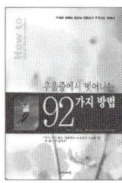
㉕ 우울증에서 벗어나는 92가지 방법
해롤드 프롬필드 지음·채정호 편역 | 신국판 248쪽 | 8,000원

자기 자신 또는 사랑하는 누군가가 우울할 때 꼭 읽어 보세요. 우울증의 원인과 치료법 수록.

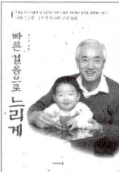
㉖ 빠른 걸음으로 느리게
김수경 지음 | 신국판 256쪽 | 8,500원

다음 생식의 창시자 김수경 박사의 건강 담론집. 온갖 공해에 찌든 음식을 멀리하고 신토불이, 자연 농산물을 가장 원형에 가까운 모습으로 섭취하자. 행동은 빠르게, 마음은 느리게.

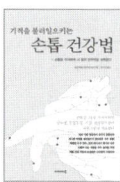
㉗ 기적을 불러일으키는 손톱 건강법
일본자율신경면역치료연구회 지음 | 신국판 196쪽 | 7,500원

일본에서 크나큰 반향을 불러일으킨 자극 요법! 손톱의 뿌리 부분을 자극해 주면 내 몸의 면역력이 회복되어 건강을 되찾을 수 있다..

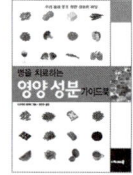
㉘ 병을 치료하는 영양 성분 가이드북
나가카와 유우조 지음 | 신국판 232쪽 | 8,500원

병은 우리가 모르는 사이에 건강한 상태에서도 연속적으로 진행된다. 병의 원인과 예방법 수록, 그리고 내 몸을 살리는 영양 성분 총집합!

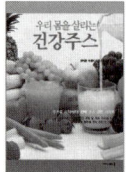
㉙ 우리 몸을 살리는 건강 주스
마이클 머레이 지음 | 신국판 | 12,000원

신선한 주스가 우리 몸에 미치는 영향. 그리고 주스 만드는 법. 주스 완벽 가이드.

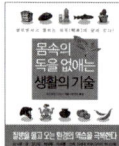
㉚ 몸속의 독을 없애는 생활의 기술
오모모리 다카시 지음 | 신국판 216쪽 | 값 8,500원

생로병사의 열쇠는 해독(解毒)에 달려 있다! 물과 음식은 물론 집안의 공기조차 걱정스런 당신에게 보내는 해독 프로그램의 모든 것.

아카데미북 건강 총서

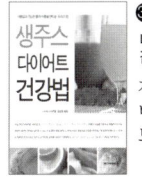
③1 생주스 다이어트 건강법
나타샤 스타르핀 지음 | 국판 216쪽 | 값 10,000원

자연의 생명력을 몸속에! 생식 섭취 비율을 늘리고 몸속 정화와 다이어트를 동시에 이루는 건강 생활.

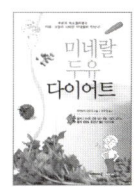
③2 미네랄 두유 다이어트
아카보시 다미코 지음 | 신국판 136쪽 | 값 7,500원

두유의 이소플라본과 과일 야채의 비타민 미네랄 다이어트 효과! 굶거나 무리한 운동 없이 몸을 건강하고 날씬하게 만드는 웰빙 다이어트.

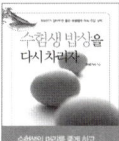
③3 수험생 밥상을 다시 차리자
유태종 지음 | 신국판 260쪽 | 9,000원

수험생의 몸과 마음 그리고 성적에 도움을 주는 영양 상식과 메뉴. 우리가 먹는 일상 음식이 바로 수험생의 두뇌식(頭腦食).

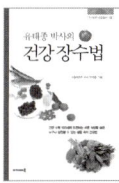
③4 유태종 박사의 건강 장수법
유태종 지음 | 신국판 280쪽 | 10,000원

평범하고 자연스러운 생활이 건강의 지름길! 건강 수명 100세에 도전하는 바른 식생활 습관과 누구나 실천할 수 있는 생활 속의 건강법.

건강 · 자연 실용서

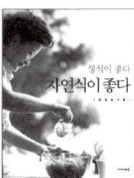
생식이 좋다 자연식이 좋다
엄성희 지음 | 크라운 변형판 104쪽 | 9,000원

먹거리에서 비롯된 질병은 먹거리로 고쳐야 한다. 생식의 원리와 자연식의 중요성을 일깨우는 책

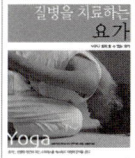
질병을 치료하는 요가
비베카난다 켄드라 재단 지음 | 4×6 변형판 96쪽 | 8,000원

일상생활 속에서 간단하게 행할 수 있는 수련을 통해 질병을 예방하고 특정 질환 치료를 위해 매일 할 수 있는 요가 요법을 수록했다.

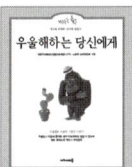
우울해하는 당신에게
김진학 편역 | 크라운 변형판 104쪽 | 9,000원

우울증에 관해 쉽고 자세하게 풀어쓴 입문서.
우울증은 마음의 감기와 같아서 누구나 쉽게 걸릴 수 있고 또 쉽게 치료할 수 있다.

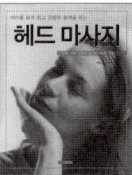
헤드 마사지
에일린 벤틀리 지음 | 4×6변형판 144쪽 | 11,000원

인도의 전통 헤드 마사지, 한의학의 지압, 기공을 적절히 결합해 놓은 치료서.
명상 이미지와 방법도 수록.